Eva Marbach

Gesundheitsratgeber und Hausapotheke

Alltagskrankheiten mit Naturheilkunde und Schulmedizin
erfolgreich behandeln

I0130129

EMV

Im Falle einer Krankheit freut man sich, wenn man ein Buch zur Hand hat, das einem dabei hilft, die Krankheit erfolgreich zu behandeln und Gesundheitsbeschwerden zu lindern.

In diesem Buch finden Sie Grundwissen über Heilpflanzen, Schüssler-Salze, Homöopathie und verschiedene Hausmittel. Außerdem werden zahlreiche häufige Alltags-Krankheiten beschrieben und wie man sie mit einfachen Mitteln behandeln kann. Sie erfahren auch, wann es nötig ist, einen Arzt aufzusuchen.

Über die Autorin:

Eva Marbach, Jahrgang 1962, ist seit 1989 Heilpraktikerin. Im vorliegenden Buch widmet sie sich der Selbstbehandlung von Alltags-Erkrankungen. Im Internet schreibt und betreut Eva Marbach zahlreiche Webseiten zu Gesundheitsthemen.

Eva Marbach

Gesundheitsratgeber und Hausapotheke

Alltagskrankheiten mit Naturheilkunde
und Schulmedizin erfolgreich behandeln

Eva Marbach Verlag

Bibliografische Information der Deutschen Nationalbibliothek

Die Deutsche Nationalbibliothek verzeichnet diese Publikation in der Deutschen Nationalbibliografie; detaillierte bibliografische Daten sind im Internet über http://dnb.d-nb.de abrufbar.

Originalausgabe

Eva Marbach Verlag, Breisach

Copyright © 2012: Eva Marbach Verlag, Breisach

http://eva-marbach.com

Umschlaggestaltung: Eva Marbach

Herstellung: Books on Demand GmbH, Norderstedt

Printed in Germany

ISBN-10: 3-938764-28-7
ISBN-13: 978-3-938764-28-2

Inhaltsverzeichnis

6

Krankheiten im Alltag

Krankheit gehört für die meisten Menschen zum Leben, für den einen mehr, für den anderen weniger.

Die häufigsten Krankheiten sind zwar unangenehm, aber relativ harmlos und verschwinden nach einer Weile von selbst wieder.

Das bekannteste Beispiel für diese Art von Krankheit ist die Erkältung. Fast jeder kennt sie, die Meisten leiden mindestens einmal im Jahr darunter, Manche deutlich öfter, aber normalerweise hört die Erkältung nach einer Woche von selbst wieder auf. Trotz ihrer harmlosen Natur ist die Erkältung leichter zu ertragen, wenn man Mittel zur Linderung der Beschwerden wie Schnupfen oder Husten nutzen kann.

Dieses Buch ist in erster Linie dazu gedacht, Hilfe bei diesen häufigen Alltagserkrankungen zu leisten.

Im Krankheitsteil finden sich aber auch einige Erkrankungen, die potentiell gefährlich sein können, wie beispielsweise der Bluthochdruck. Bei diesen Krankheiten wird erklärt, wann man zum Arzt gehen sollte, was die Schulmedizin dagegen unternimmt und wie man die Behandlung selbst unterstützen kann.

Selbsthilfe

Angesichts der Probleme des Gesundheitssystems, voller Wartezimmer und überlasteter Ärzte ist es heutzutage wieder wichtig, dass man sich in einfachen Gesundheitsfragen selbst zu helfen weiß.

Sehr viele Gesundheitsbeschwerden kann man mit einfachen Mitteln erfolgreich behandeln.

Dazu eignen sich nicht nur rezeptfreie Medikamente aus der Apotheke, sondern auch Heilpflanzen, Ätherische Öle, Schüssler Salze, Homöopathie, andere Naturheilmethoden, Hausmittel und sogar Wasser.

Diese Heilmethoden für die Selbstbehandlung werden in diesem Buch vorgestellt und ihre Anwendung bei häufigen Krankheiten beschrieben.

Wenn man unter einer chronischen Erkrankung leidet, ist es hilfreich, wenn man sich genau über diese Krankheit informiert, damit man als mündiger Patient eine erfolgreiche Partnerschaft mit dem behandelnden Arzt eingehen kann. Die Details über chronische Krankheiten sprengen jedoch den Rahmen dieses Buches, weshalb man sich in der Fachliteratur und in Selbsthilfegruppen genauer informieren sollte.

Grenzen der Selbsthilfe

Bei allen Vorteilen der gesundheitlichen Selbsthilfe, gibt es dennoch Grenzen der Selbsthilfe, die man nicht überschreiten sollte.

Bei einem normalen Schnupfen ist es meistens nicht notwendig einen Arzt aufzusuchen, es sei denn, man braucht ein Attest. Aber es ist wichtig zu wissen, wann der einfache Schnupfen in eine Nebenhöhlenentzündung übergeht, bei der die Hilfe eines Arztes notwendig wird.

Je mehr man über medizinische Zusammenhänge weiß, desto weiter kann man in der Selbsthilfe gehen, weil man genau weiß, wann man einen Arzt braucht.

Im Zweifelsfall sollte man sich niemals scheuen, einen Arzt hinzuzuziehen, wenn man sich wegen eines Gesundheitsproblems unsicher ist.

Nachfolgend einige Faustregeln dazu, wann man einen Arzt braucht:

* Wenn man aus ungeklärter Ursache Fieber hat: Kinder über 38,5°C, Erwachsene über 38°C.
* Wenn man aus bekannter Ursache hohes Fieber hat: Kinder über 39,5°C, Erwachsene über 39°C.
* Wenn man starke Beschwerden hat, deren Ursache man nicht kennt.
* Wenn man starke Beschwerden hat, z.B. Schmerzen, mit denen man nicht selber klar kommt, auch bei bekannter Ursache.
* Bei plötzlich auftretenden, starken Schmerzen.
* Bei Lähmungserscheinungen.
* Bei Schmerzen im Brustkorb oder im linken Arm.
* Bei unerklärlichen Blutungen, z.B. Blut im Stuhl.
* Bei starkem Durchfall oder starkem Erbrechen.
* Bei Atemnot.
* Wenn man über seinen Gesundheitszustand besorgt ist.

Heilpflanzen

Seit Menschengedenken werden Heilkräuter zur Heilung von Krankheiten eingesetzt. Erst kürzlich hat man entdeckt, dass schon die Neandertaler Heilpflanzen nutzten.

Mit Heilpflanzen kann man oft verblüffend gute Heilerfolge bei Alltagserkrankungen, aber auch bei hartnäckigen, chronischen Krankheiten erzielen.

Die Phytotherapie, das ist der Name für die moderne, wissenschaftlich orientierte Pflanzenheilkunde, untersucht die einzelnen Wirkstoffe der Heilpflanzen und deren Wirkung auf den menschlichen Körper. Dazu werden medizinische Studien durchgeführt. Durch diese Untersuchungen haben wir objektive Erkenntnisse über die Heilwirkung etlicher Heilpflanzen.

Die traditionelle Volksheilkunde bietet jedoch noch viel mehr Erkenntnisse über die Heilwirkungen der Heilpflanzen weltweit. Für das Wissen der Volksmedizin fehlt jedoch der wissenschaftliche Beweis, was jedoch in vielen Fällen der Heilwirkung keinen Abbruch tut.

Zahlreiche Heilpflanzen haben seit Jahrtausenden ihre Heilwirkung unter Beweis gestellt und sind ungiftig, sodass sie sich für die Selbstbehandlung einfacher Erkrankungen eignen, beispielsweise Kamille oder Ringelblume.

Diese ungiftigen Heilpflanzen können auf sanfte Weise beim Gesundwerden helfen, oft besser als mit chemischen Mitteln.

Um für den Fall einer Erkrankung vorbereitet zu sein, kann man sich mit Heilpflanzen und anderen Mitteln eine Hausapotheke zusammenstellen (siehe Zusammenstellung der Hausapotheke).

Allerdings sind nicht alle Heilpflanzen harmlos und nebenwirkungsfrei, nur weil sie natürlich sind. Es gibt viele Heilpflanzen, die mehr oder weniger giftig sind. Bei einigen davon kann das Gift in kundiger Hand durchaus heilsam wirken, z.B. Digitalis (Fingerhut) gegen Herzschwäche. Aber dazu braucht man standardisierte Medikamente aus diesen Pflanzen und einen Arzt, der sich damit auskennt.

Andere Heilpflanzen sind in normaler Dosis zwar sanft und heilsam, können in großen Mengen oder in Wechselwirkung mit Medikamenten jedoch auch schädigen, z.B. Johanniskraut.

Anwendung der Heilpflanzen

Heilkräuter kann man ausgesprochen vielseitig anwenden.

Die klassische Anwendung von Heilpflanzen ist der Tee. Beliebt sind jedoch auch Tropfen, beispielsweise in Form einer alkoholischen Tinktur.

In Apotheken, Drogerien und sogar im Supermarkt kann man immer mehr Fertigpräparate aus Heilpflanzen kaufen, beispielsweise als Tabletten, Kapseln, Dragees oder Salben.

Kinder lieben Heilpflanzen vor allem in Form von Sirup oder als Bonbon.

Es gibt auch Kräuter-Wein, Kräuter-Likör, Kräuter-Essig, Ölauszüge, Pflanzenbrei oder Frischsaft.

Äußerlich kann man Heilpflanzen als Umschlag, Bäder, Waschung, Creme oder Salbe anwenden.

Anwendungshinweise

Ungiftige Heilpflanzen werden bei bestimmungsgemäßer Anwendung meistens gut vertragen.

Trotzdem sollte man einige Hinweise beachten, denn auch bei korrekter Anwendung können Heilpflanzen die eine oder andere Nebenwirkung oder Wechselwirkung haben.

Kamille wirkt beispielsweise austrocknend auf Haut und Schleimhäute. Das kann eine erwünschte Wirkung sein, doch es kann auch zur unerwünschten Austrocknung der Haut kommen.

Johanniskraut erhöht die Lichtempfindlichkeit, es kann also leichter zu Sonnenbrand kommen. Außerdem kann es zu zahlreichen Wechselwirkungen mit anderen Medikamenten kommen, wenn man Johanniskraut hochdosiert gegen Depressionen anwendet. Daher sollte man aufmerksam den Beipackzettel lesen.

Pfefferminze hilft vielen Menschen bei Verdauungsbeschwerden, bei manchen reizt sie den Magen jedoch so sehr, das das Problem eher verschlimmert wird.

Ingwer wirkt schweißtreibend, was bei Erkältungen erwünscht sein kann, in anderen Situationen jedoch eher unerwünscht ist.

Das sind nur einige bekannte Beispiele. Die Liste ließe sich beliebig fortsetzen.

Maximal sechs Wochen Daueranwendung

Um eine Gewöhnung an eine bestimmte Heilpflanzenart zu verhindern, sollte man Heilpflanzen immer nur maximal 6 Wochen am Stück anwenden. Danach sollte man eine Pause von mindestens drei Wochen einlegen. In dieser Pause kann man jedoch andere Heilpflanzen mit ähnlichen Wirkungen einsetzen.

Diese Regel ist jedoch nur eine Faustregel, die Ausnahmen zulässt. Manche Heilpflanzen sollten ohne Pause dauerhaft angewendet werden und bei anderen sind andere Zeiträume sinnvoller. Diese Ausnahmen stehen beispielsweise im Beipackzettel von Heilpflanzenpräparaten.

Tee

Die klassische Methode zur Anwendung von Heilkräutern ist der Tee.

Im Tee werden die Wirkstoffe der Pflanzen in Wasser gelöst und durch Trinken in den Körper aufgenommen.

Die meisten Tees werden durch Aufgießen mit kochendem Wasser zubereitet (Aufguss), aber es gibt auch Tees mit kaltem Wasser (Kaltauszug) oder Tees, bei denen die Pflanzenteile einige Minuten lang gekocht werden (Abkochung).

Süß oder ungesüßt

Traditionell werden medizinische Tees eher ungesüßt getrunken. Doch bei den meisten Tees ist es vor allem eine Einstellungsfrage, ob man sie ungesüßt oder gesüßt trinken sollte. Es bleibt also vor allem dem persönlichen Geschmack überlassen.

Nur bei bitteren Tees, die aufgrund ihrer Bitterstoffe wirken, spielt es eine medizinische Rolle, ob sie gesüßt oder ungesüßt getrunken werden. Die Bitterstoffe wirken weniger intensiv, wenn man den Tee süßt.

Frische oder getrocknete Kräuter

Für Tees eignen sich prinzipiell sowohl frische als auch getrocknete Kräuter. Man einer schwört auf frische Kräuter, andere bevorzugen getrocknete Kräuter.

Letztlich spielt die Verfügbarkeit eine wichtige Rolle. Frische Kräuter bekommt man vor allem im Sommerhalbjahr, wenn man einen Garten besitzt oder naturnah wohnt. Getrocknete Kräuter sind ganzjährig verfügbar und man kann sie in Kräuterläden oder Apotheken kaufen.

Frische Blatt- und Blüten-Kräuter sind schwerer und voluminöser als getrocknete Kräuter. Daher braucht man für den gleichen Effekt etwa drei bis vier Mal soviel davon. Bei Samen, Rinde und Wurzel ist der Unterschied beim Volumen erheblich geringer. Sie wiegen jedoch im frischen Zustand mehr als im getrockneten.

Mengenangaben in diesem Buch beziehen sich auf getrocknete Kräuter.

Normaler Tee - Aufguss

Der Aufguss ist die häufigste Form der Teezubereitung. Auch Teemischungen bereitet man im allgemeinen als Aufguss zu, selbst wenn einzelne Komponenten der Mischung normalerweise anders zubereitet werden.

Für einen Aufguss werden die Pflanzenteile mit kochendem Wasser übergossen und mehrere Minuten ziehen gelassen.

Wahlweise kann man beim Aufguss die Kräuter lose in ein Gefäß geben oder man verwendet ein Teenetz oder einen Filterbeutel aus Papier. Auch ein Teebeutel aus dem Handel eignet sich für einen Aufguss.

Nachfolgend wird die Zubereitung eines Aufgusses mit losen Kräutern beschrieben.

So bereiten Sie einen Aufguss zu:

- Verwenden Sie ein bis zwei Teelöffel Kräuter pro Tasse Tee, die Sie zubereiten wollen.
- Geben Sie die Kräuter in ein hitzefestes Gefäß, beispielsweise eine Tasse oder eine Teekanne.
- Bringen Sie Wasser zum kochen.
- Übergießen Sie die Kräuter mit dem kochenden Wasser.
- Lassen Sie den Tee zwischen 10 und 15 Minuten ziehen.
- Filtern Sie den Tee anschließend mit einem Sieb ab.
- Trinken Sie den Tee in kleinen Schlucken und nehmen Sie sich Zeit dafür, damit sich die Wirkung voll entfalten kann.

Teemischungen

Heilkräuter werden gerne als Teemischung angewendet. Teemischungen haben mehrere Vorteile gegenüber Einzelkräutern:

- Die Wirkungen mehrerer Heilpflanzen ergänzen sich und erreichen eine bessere Gesamtwirkung.
- Durch die geringere Menge der einzelnen Heilpflanze werden potentielle Nebenwirkungen minimiert.
- Man kann auch wohlschmeckende Heilpflanzen in die Teemischung integrieren.

Man erhält fertige Teemischungen in Apotheken, Kräuterläden, Drogerien und sogar im Supermarkt. Für den Hausgebrauch im Alltag reichen oft sogar die Teemischungen aus dem Supermarkt, denn sie sind nicht zwangsläufig schlechter als Teemischungen aus der Apotheke.

Fertige Teemischungen sind häufig wohlschmeckend, denn die Profis, die sie zusammengestellt haben, denken meistens auch daran, dass die Teemischungen beliebt sein sollen.

Wer gerne mit Kräutern umgeht, kann sich auch selbst Teemischungen zusammenstellen.

Nachfolgend ein paar Teemischungen für häufige Alltagserkrankungen als Inspiration zum Selbermachen.

Erkältungs-Tee

Hier eine Teemischung gegen Erkältung. Die verwendeten Kräuter helfen gegen Husten, Halsschmerzen, Schnupfen und Infektionen.

Mischen Sie:

- 30 gr Kamillen-Blüten
- 30 gr Fenchel-Früchte
- 20 gr Salbei-Blätter
- 20 gr Thymian-Blätter

Verdauungs-Tee

Dieser Verdauungstee wirkt allgemein verdauungsstärkend. Man kann ihn trinken, wenn man zu schwer gegessen hat, aber auch, wenn man eine Magen-Darm-Grippe oder krampfartige Verdauungsbeschwerden hat.
Mischen Sie:

- 30 gr Fenchel-Früchte
- 20 gr Kamillen-Blüten
- 20 gr Pfefferminz-Blätter
- 10 gr Brennnessel-Blätter
- 10 gr Johanniskraut-Kraut
- 10 gr Ringelblumen-Blüten

Entspannungs-Tee

Diese Teemischung hilft gegen verkrampfte Muskeln. Das ist nicht nur nach sportlicher Anstrengung hilfreich, sondern auch nach langer Büroarbeit, bei Spannungskopfschmerzen, Rückenschmerzen, Reizdarm, Magenkrämpfen oder Gallenkolik.

Bei Bedarf kann der Tee mit einer Wärmflasche auf dem verkrampften Körperbereich ergänzt werden.

Mischen Sie:

- 30 gr Baldrian-Wurzel
- 30 gr Fenchel-Früchte
- 20 gr Kamillen-Blüten
- 20 gr Pfefferminz-Blätter

Wichtige Heilpflanzen

Über die verschiedenen Heilpflanzen kann man soviel schreiben, dass man ganze Regalwände damit füllen könnte. Eine ausführliche Beschreibung aller nützlichen Heilpflanzen sprengt daher den Rahmen dieses Buches ganz erheblich.

Daher werden hier nur zwölf besonders nützliche Kräuter beschrieben, die den Vorteil haben, dass man sie fast überall kaufen kann. Außerdem eignen sich diese Kräuter auch für den Anbau im eigenen Garten, weil sie mit dem mitteleuropäischen Klima klarkommen. Einige dieser Kräuter kann man auch häufig in der freien Natur finden, beispielsweise Brennnessel oder Johanniskraut.

Wer mehr über Kräuter wissen will, kann sich beispielsweise auf den Webseiten www.heilkraeuter.de und www.heilkraeuter-hausapotheke.de (mit Buch) ausführlich informieren.

Baldrian

Der Baldrian hat zart-luftige rosa Blüten, die auf langen Stengeln im Wind wehen. Als Heilmittel werden jedoch vor allem die Wurzeln des Baldrians verwendet.

Die wichtigsten Wirkungen des Baldrians sind beruhigend, entspannend und krampflösend. So erklären sich auch die wichtigsten Anwendungsgebiete bei Schlafstörungen, Nervosität und Krämpfen.

Im Handel findet man den Baldrian meistens als Dragees, oft kombiniert mit Hopfen. Manchmal werden auch Tropfen angeboten. Als Tee wird der Baldrian eher selten angeboten, außer in Teemischungen.

Brennnessel

Die Brennnessel kennt fast jeder aus schmerzhafter Erfahrung, denn ihre Blätter bewirken einen schmerzhaften Ausschlag, wenn man mit ihnen in Kontakt kommt.

Als Heilmittel ist die Brennnessel jedoch sehr wertvoll, weil sie dem Körper hilft, Schadstoffe auszuscheiden. Außerdem enthält sie reichlich Vitamine und Eisen.

Gerne wird die Brennnessel im Rahmen einer Frühjahrskur verwendet, am liebsten mit frisch geernteten Blättern. Man kann ihre Blätter aber auch getrocknet im Handel finden.

17

Fenchel

Die wohlschmeckenden Samen des Fenchels sind sehr vielseitig in ihrer Heilwirkung. Der Hauptvorteil des Fenchels ist sein süßlicher Geschmack, der den meisten Menschen gut schmeckt.

Die wichtigste Wirkung des Fenchels ist die Krampflösung. Er wirkt jedoch außerdem antibakteriell, entspannend, schleimlösend und kräftigend. Dadurch ergeben sich als wichtigste Anwendungsgebiete für den Fenchel krampfartige Verdauungsbeschwerden und Husten.

Fenchelsamen bekommt man in fast jedem Supermarkt als Teebeutel. In Kräuterhandlungen und Apotheken findet man die Fenchelsamen auch lose. Viele fertige Teemischungen enthalten Fenchel wegen seines Geschmacks und der krampflösenden Wirkung.

Johanniskraut

Die gelben Blüten des Johanniskrautes erfreuen uns im Hochsommer an Wegrändern und sogar auf Schutthalden. Die Sonnenkraft des Sommers wird in den Blüten gleichsam in Wirkstoffe umgewandelt, um Licht und Wärme zu spenden, wo sie gebraucht werden.

Daher wirkt das Johanniskraut stimmungsaufhellend bei Depressionen. Außerdem hat es wärmende, krampflösende, entzündungshemmende und schmerzstillende Eigenschaften.

Man kann Johanniskraut also auch als Tee bei Verdauungsbeschwerden und als Johanniskrautöl zu Einreibung bei Rückenschmerzen einsetzen.

Kamille

Die Kamille ist der Tausendsassa unter den Heilpflanzen. Es gibt kaum eine Alltagserkrankung, die man nicht mit der Kamille behandeln kann.

Ihre Heilwirkungen reichen von antibakteriell über beruhigend, entzündungshemmend, krampflösend bis hin zu schmerzlindernd, um nur die wichtigsten zu nennen.

Sie eignet sich unter anderem zur Behandlung von Erkältungen, Magen-Darm-Beschwerden, Krämpfen, Schmerzen und Entzündungen aller Art.

Man kann fast sagen, dass man es im Zweifelsfall immer mit der Kamille versuchen kann.

Kamille als Teebeutel oder in loser Form sollte man immer im Haus haben.

Melisse

Wegen ihres zitronenartigen Aromas wird die Melisse auch Zitronenmelisse genannt. Optisch ähnelt sie ein wenig der Brennnessel und der Pfefferminze, mit der sie auch verwandt ist.

Die Melisse wirkt sanft beruhigend und entkrampfend, außerdem antibakteriell, pilzhemmend, virushemmend und schmerzstillend.

Dadurch ergibt sich neben ihrer Hautpanwendung gegen Nervosität und Schlafstörungen auch ein breites Anwendungsgebiet bei Infektionen, Erkältungen, Schmerzen und Wechseljahrsbeschwerden.

Melisse bekommt man in Apotheken und Kräuterläden. Man findet sie auch häufig in Teemischungen und als Namensgeber im Melissengeist.

Pfefferminze

Die würzige Pfefferminze wird wegen ihres frischen Geschmacks gerne als Haustee getrunken. Sie hat aber auch kräftige Heilwirkungen.

Ihre wichtigsten Heilwirkungen sind antibakteriell, beruhigend, entzündungshemmend, galletreibend, krampflösend und schmerzstillend.

Vielen Menschen hilft die Pfefferminze bei Verdauungsbeschwerden, andere vertragen jedoch ihre kräftigen ätherischen Öle nicht gut. Man muss also ausprobieren, ob man die Pfefferminze verträgt.

Pfefferminze erhält man als Teebeutel in fast jedem Supermarkt, außerdem in Kräuterläden und Apotheken. In vielen Teemischungen ist Pfefferminze enthalten, wegen ihres frischen Geschmacks.

Ringelblume

Die freundliche orangene Ringelblume sieht man in vielen Gärten, denn sie ist einfach anzubauen. Wenn man sie anfasst, merkt man schon am Duft und einer gewissen Klebrigkeit, dass sie voller Wirkstoffe ist.

Sie wirkt abschwellend, antibakteriell, entzündungshemmend, krampflösend und pilztötend.

Hauptsächlich wird die Ringelblume in Form von Salbe zur Behandlung entzündeter Haut eingesetzt. Man kann ihre Blüten jedoch auch als Tee trinken und damit Verdauungsbeschwerden behandeln.

Ringelblumensalbe bekommt man fast überall. Die getrockneten Blüten für Tee findet man in Kräuterläden und Apotheken.

Salbei

Der Salbei ist ein Verwandter der Pfefferminze, der mit seinen graugrün-silbrigen Blättern auch im Winter noch gut aussieht. Er bildet große Büsche, wenn er sich an seinem Standort wohl fühlt.

Die Blätter des Salbeis wirken adstringierend, antibakteriell, entzündungshemmend, milchhemmend und schweißhemmend.

Das wichtigste Anwendungsgebiet des Salbeis sind Halsschmerzen. Er hilft aber auch gegen übermäßiges Schwitzen.

Salbei findet man als Halsbonbons und Erkältungstees in Supermärkten, Kräuterläden und Apotheken.

Schafgarbe

Die Schafgarbe ist eine häufig vorkommende weißblühende Wiesenblume, die auch oft an Wegrändern zu finden ist.

Obwohl sie nicht sehr medizinisch riecht, hat sie ähnliche Heilwirkungen wie die Kamille und ist auch entsprechend vielseitig. Sie wirkt blutreinigend, blutstillend, entzündungshemmend, hormonausgleichend, krampflösend, gefäßtonisierend.

Ihre Hauptanwendungsgebiete sind Frauenbeschwerden und Hautkrankheiten, sie hilft aber auch bei vielen anderen Erkrankungen.

Schafgarbe ist häufig in Teemischungen zu finden, als Einzeltee meistens nur im Fachhandel.

Spitzwegerich

Der unscheinbare Spitzwegerich ist die Erste-Pflanze in der Natur. Wenn man sich unterwegs verletzt hat oder gestochen wurde, kann man die schmalen Blätter kurz kauen und auf die Wunde auflegen.

Spitzwegerich wirkt antibakteriell, adstringierend, blutreinigend, blutstillend, entzündungshemmend, harntreibend und schleimlösend.

Außer gegen Hautprobleme aller Art kann der Spitzwegerich auch bei Husten gute Dienste leisten.

Im Handel findet man den Spitzwegerich meistens als Hustensirup oder in Teemischungen. Als Einzeltee findet man ihn vorwiegend im Fachhandel.

Thymian

Der kräftig duftende Thymian ist vor allem als Küchengewürz bekannt. Doch er ist auch eine sehr vielseitige Heilpflanze.

Er hat sehr wichtige Heilwirkungen: anregend, antibiotisch, beruhigend, entzündungshemmend, krampflösend, schleimlösend und schmerzstillend.

Dadurch kann man ihn ähnlich umfassend einsetzen wie die Kamille, was in der Praxis aber kaum geschieht. Meistens wird der Thymian vor allem gegen Husten verwendet. Man kann ihn aber auch bei Verdauungsproblemen, Frauenbeschwerden und Hautproblemen aller Art einsetzen.

Als Heilpflanze wird Thymian manchmal als Sirup angeboten. Das Einzelkraut findet man vor allem im Gewürzregal. Das ist auch ein Vorteil, denn wenn man keine Heilpflanzen im Haus hat, kann man im Fall einer plötzlichen Krankheit bei den Gewürzen nach dem Thymian suchen.

Heilpflanzen-Liste

Hier finden Sie eine Liste mit Heilpflanzen und ihren wichtigsten Anwendungsgebieten aus dem Anwendungsteil dieses Buches.

Aloe vera

Akne - Pickel, Ausschläge, Aufgesprungene Hände, Brandwunden - Verbrennungen, Diabetes mellitus - Zuckerkrankheit, Durchfall, Ekzeme, Entzündungen, Hämorrhoiden, Hautentzündungen, Insektenstiche, Juckreiz, Neurodermitis, Schuppenflechte - Psoriasis, Verdauungsstörungen, Verletzungen, Verstopfung - Obstipation, Wunden

Angelika

Appetitlosigkeit, Blähungen - Meteorismus, Eiterungen, Erkältung, Gicht, Husten, Krämpfe, Kreislaufbeschwerden, Menstruationsbeschwerden, Migräne, Nackenverspannung, Ohrenschmerzen, Verdauungsstörungen, Wechseljahrsbeschwerden

Anis

Asthma, Asthma, Blähungen - Meteorismus, Bronchitis, Darmkrämpfe, Durchfall, Halsschmerzen - Halsentzündung, Husten, Kopfschmerzen, Krämpfe, Magenbeschwerden, Nackenverspannung, Schlaflosigkeit, Verdauungsstörungen

Arnika

Beulen, Gelenkentzündungen, Verletzungen

Artischocke

Gallenschwäche, Gallensteine

Baldrian

Abgespanntheit, Allergien, Asthma, Blähungen - Meteorismus, Bluthochdruck, Darmkrämpfe, Gallenkolik, Kopfschmerzen, Krämpfe, Magenbeschwerden, Menstruationsbeschwerden, Migräne, Nackenverspannung, Nervöse Herzbeschwerden, Nervosität - Unruhe, Neurodermitis, Ohrensausen - Tinnitus, Rückenschmerzen - Hexenschuss, Schlaflosigkeit, Schmerzen, Verspannungen, Wechseljahrsbeschwerden

Basilikum

Migräne

Heilpflanzen-Liste

Birke

Allergien, Blasenentzündung, Cellulite - Orangenhaut - Zellulitis, Durchfall, Ekzeme, Frühjahrsmüdigkeit, Geschwollene Füße, Gicht, Juckreiz, Nierenschwäche, Ödeme - Wassereinlagerungen, Rheuma - Arthritis, Übergewicht

Brennnessel

Appetitlosigkeit, Arthrose, Blasenentzündung, Blutarmut - Anämie, Bluthochdruck, Diabetes mellitus - Zuckerkrankheit, Durchfall, Frühjahrsmüdigkeit, Gelenkentzündungen, Geschwollene Füße, Gicht, Magenbeschwerden, Menstruationsbeschwerden, Nierenschwäche, Ödeme - Wassereinlagerungen, Rheuma - Arthritis, Übergewicht, Verstopfung - Obstipation

Bärentraubenblätter

Blasenentzündung, Bronchitis, Durchfall, Gallenschwäche, Gallensteine, Kopfschmerzen, Nierenschwäche

Enzian

Heißhunger, Verdauungsstörungen

Fenchel

Appetitlosigkeit, Asthma, Bauchschmerzen, Blähungen - Meteorismus, Bronchitis, Darmkrämpfe, Durchfall, Erkältung, Gallenkolik, Halsschmerzen - Halsentzündung, Husten, Kopfschmerzen, Krämpfe, Magenbeschwerden, Magen-Darm-Grippe, Menstruationsbeschwerden, Migräne, Nackenverspannung, Schlaflosigkeit, Übelkeit, Verdauungsstörungen, Wechseljahrsbeschwerden

Frauenmantel

Durchfall, Ekzeme, Erkältung, Halsschmerzen - Halsentzündung, Hautentzündungen, Menstruationsbeschwerden, Östrogen-Dominanz, Schnupfen, Wechseljahrsbeschwerden

Ginkgo

Gedächtnisschwäche

Ginseng

Abgespanntheit, Blutarmut - Anämie

Goldrute

Heilpflanzen

Blähungen - Meteorismus, Blasenentzündung, Diabetes mellitus -
Zuckerkrankheit, Durchfall, Geschwollene Füße, Gicht, Insektenstiche,
Nierenschwäche, Ödeme - Wassereinlagerungen, Rheuma - Arthritis,
Wunden

Hirtentäschel

Beulen, Bluthochdruck, Hämorrhoiden, Krampfadern,
Kreislaufbeschwerden, Menstruationsbeschwerden, Niedriger Blutdruck,
Ohrenschmerzen

Holunder

Abgespanntheit, Abwehrschwäche - Infektanfälligkeit, Allergien,
Bronchitis, Cellulite - Orangenhaut - Zellulitis, Entzündungen, Erkältung,
Fieber, Furunkel - Karbunkel, Geschwollene Füße, Grippe - Influenza,
Husten, Kehlkopfentzündung - Heiserkeit, Mandelentzündung - Angina,
Nierenschwäche, Ödeme - Wassereinlagerungen, Ohrenschmerzen,
Rheuma - Arthritis, Schnupfen, Übergewicht

Hopfen

Nervosität - Unruhe, Schlaflosigkeit

Ingwer

Appetitlosigkeit, Arthrose, Blähungen - Meteorismus, Bronchitis,
Darmkrämpfe, Durchblutungsstörungen, Erkältung, Fieber, Grippe -
Influenza, Husten, Infektionskrankheiten, Kalte Füße, Kopfschmerzen,
Magenbeschwerden, Menstruationsbeschwerden, Mundgeruch,
Nebenhöhlenentzündung, Rückenschmerzen - Hexenschuss, Sodbrennen,
Übelkeit

Javanische Gelbwurz

Gallenschwäche, Gallensteine

Johanniskraut

Abgespanntheit, Appetitlosigkeit, Arthrose, Beulen, Blasenentzündung,
Blaue Flecken - Hämatome, Brandwunden - Verbrennungen, Bronchitis,
Durchfall, Ekzeme, Gicht, Hautentzündungen, Kopfschmerzen, Krämpfe,
Magenbeschwerden, Magen-Darm-Grippe, Menstruationsbeschwerden,
Migräne, Nackenverspannung, Nervosität - Unruhe, Rheuma - Arthritis,
Rückenschmerzen - Hexenschuss, Schlaflosigkeit, Schmerzen,
Verdauungsstörungen, Verletzungen, Verspannungen,
Wechseljahrsbeschwerden

Kalmus

Appetitlosigkeit, Blähungen - Meteorismus, Darmkrämpfe, Gedächtnisschwäche, Mundentzündung - Zahnfleischentzündung

Kamille

Akne - Pickel, Allergien, Asthma, Aufgesprungene Hände, Ausschläge, Bauchschmerzen, Blähungen - Meteorismus, Blasenentzündung, Darmkrämpfe, Durchfall, Eiterungen, Ekzeme, Entzündungen, Erkältung, Fieber, Furunkel - Karbunkel, Gicht, Grippe - Influenza, Hämorrhoiden, Halsschmerzen - Halsentzündung, Hautentzündungen, Husten, Insektenstiche, Juckreiz, Kehlkopfentzündung - Heiserkeit, Kopfschmerzen, Krämpfe, Lippenentzündung, Magenbeschwerden, Magen-Darm-Grippe, Mandelentzündung - Angina, Menstruationsbeschwerden, Mundentzündung - Zahnfleischentzündung, Mundgeruch, Nackenverspannung, Nebenhöhlenentzündung, Nervöse Herzbeschwerden, Nervosität - Unruhe, Neurodermitis, Rheuma - Arthritis, Rückenschmerzen - Hexenschuss, Schlaflosigkeit, Schnupfen, Schuppenflechte - Psoriasis, Sodbrennen, Übelkeit, Verdauungsstörungen, Verletzungen, Verstopfung - Obstipation, Wunden

Königskerze

Allergien, Asthma, Asthma, Ausschläge, Bronchitis, Darmkrämpfe, Durchfall, Erkältung, Gelenkentzündungen, Halsschmerzen - Halsentzündung, Husten, Kehlkopfentzündung - Heiserkeit

Lavendel

Allergien, Arthrose, Asthma, Ausschläge, Bluthochdruck, Bronchitis, Eiterungen, Ekzeme, Entzündungen, Hautentzündungen, Husten, Juckreiz, Kopfschmerzen, Krämpfe, Magenbeschwerden, Migräne, Nackenverspannung, Nervosität - Unruhe, Neurodermitis, Ohrenschmerzen, Rückenschmerzen - Hexenschuss, Schlaflosigkeit, Schmerzen, Schuppenflechte - Psoriasis, Schwindel, Verletzungen, Verspannungen, Wunden

Linde

Blasenentzündung, Bluthochdruck, Bronchitis, Erkältung, Fieber, Grippe - Influenza, Husten, Infektionskrankheiten, Kopfschmerzen, Migräne, Ohrensausen - Tinnitus, Schlaflosigkeit, Schnupfen, Sodbrennen, Verstopfung - Obstipation

Löwenzahn

Heilpflanzen

Appetitlosigkeit, Blasenentzündung, Frühjahrsmüdigkeit, Gallenschwäche, Gallensteine, Gelenkentzündungen, Geschwollene Füße, Gicht, Hautentzündungen, Heißhunger, Magenbeschwerden, Nierenschwäche, Ödeme - Wassereinlagerungen, Rheuma - Arthritis, Verdauungsstörungen, Verstopfung - Obstipation

Mariendistel

Gallenschwäche, Gallensteine

Meerrettich

Abwehrschwäche - Infektanfälligkeit, Appetitlosigkeit, Asthma, Blähungen - Meteorismus, Blasenentzündung, Bronchitis, Eiterungen, Erkältung, Grippe - Influenza, Husten, Infektionskrankheiten, Mandelentzündung - Angina, Nebenhöhlenentzündung, Ödeme - Wassereinlagerungen, Rheuma - Arthritis, Verdauungsstörungen, Verstopfung - Obstipation

Melisse

Abgespanntheit, Allergien, Appetitlosigkeit, Asthma, Blähungen - Meteorismus, Blaue Flecken - Hämatome, Bronchitis, Erkältung, Fieber, Gedächtnisschwäche, Husten, Insektenstiche, Juckreiz, Kopfschmerzen, Krämpfe, Lippenentzündung, Magenbeschwerden, Menstruationsbeschwerden, Migräne, Nackenverspannung, Nervöse Herzbeschwerden, Nervosität - Unruhe, Ohrenschmerzen, Rheuma - Arthritis, Schlaflosigkeit, Sodbrennen, Verletzungen, Wechseljahrsbeschwerden, Wunden

Mistel

Bluthochdruck, Gelenkentzündungen, Herzschwäche, Krampfadern, Kreislaufbeschwerden, Schwindel, Verstopfung - Obstipation

Mönchspfeffer

Östrogen-Dominanz, Wechseljahrsbeschwerden

Pestwurz

Migräne

Pfefferminze

Appetitlosigkeit, Bauchschmerzen, Blähungen - Meteorismus, Durchfall, Erkältung, Gallenkolik, Gallenschwäche, Gallensteine, Grippe - Influenza, Herzschwäche, Kopfschmerzen, Krämpfe,

Heilpflanzen-Liste

Magenbeschwerden, Magen-Darm-Grippe, Menstruationsbeschwerden, Migräne, Mundgeruch, Nackenverspannung, Nierenschwäche, Rheuma - Arthritis, Rückenschmerzen - Hexenschuss, Schlaflosigkeit, Schnupfen, Übelkeit, Verdauungsstörungen, Wechseljahrsbeschwerden

Ringelblume

Akne - Pickel, Aufgesprungene Hände, Ausschläge, Bauchschmerzen, Beulen, Blaue Flecken - Hämatome, Brandwunden - Verbrennungen, Eiterungen, Ekzeme, Entzündungen, Furunkel - Karbunkel, Gallenschwäche, Hämorrhoiden, Hautentzündungen, Kopfschmerzen, Krampfadern, Lippenentzündung, Magenbeschwerden, Magen-Darm-Grippe, Menstruationsbeschwerden, Schwindel, Übelkeit, Verdauungsstörungen, Verletzungen, Verstopfung - Obstipation, Warzen, Wechseljahrsbeschwerden, Wunden

Rosmarin

Abgespanntheit, Arthrose, Asthma, Cellulite - Orangenhaut - Zellulitis, Durchblutungsstörungen, Herzschwäche, Infektionskrankheiten, Kalte Füße, Kopfschmerzen, Kreislaufbeschwerden, Migräne, Nervöse Herzbeschwerden, Nervosität - Unruhe, Niedriger Blutdruck, Schmerzen, Schwindel, Verletzungen, Verstopfung - Obstipation

Rosskastanie

Durchblutungsstörungen, Ekzeme, Geschwollene Füße, Hämorrhoiden, Kalte Füße, Krampfadern, Kreislaufbeschwerden, Ödeme - Wassereinlagerungen

Salbei

Akne - Pickel, Bronchitis, Diabetes mellitus - Zuckerkrankheit, Durchfall, Eiterungen, Ekzeme, Erkältung, Gallenschwäche, Halsschmerzen - Halsentzündung, Hautentzündungen, Husten, Infektionskrankheiten, Insektenstiche, Kehlkopfentzündung - Heiserkeit, Magenbeschwerden, Mandelentzündung - Angina, Mundentzündung - Zahnfleischentzündung, Mundgeruch, Schwitzen - Schweißausbrüche, Übergewicht, Verdauungsstörungen, Wechseljahrsbeschwerden

Schachtelhalm

Blasenentzündung, Durchblutungsstörungen, Geschwollene Füße, Hautentzündungen, Kalte Füße, Krampfadern, Nierenschwäche, Ödeme - Wassereinlagerungen, Rheuma - Arthritis

Heilpflanzen

Schafgarbe

Akne - Pickel, Arthrose, Ausschläge, Bluthochdruck, Diabetes mellitus - Zuckerkrankheit, Durchblutungsstörungen, Durchfall, Eiterungen, Ekzeme, Entzündungen, Gallenkolik, Hämorrhoiden, Hautentzündungen, Herzschwäche, Kalte Füße, Krampfadern, Kreislaufbeschwerden, Menstruationsbeschwerden, Migräne, Nierenschwäche, Östrogen-Dominanz, Ohrenschmerzen, Rheuma - Arthritis, Schnupfen, Schuppenflechte - Psoriasis, Schwindel, Verdauungsstörungen, Wechseljahrsbeschwerden, Wunden

Schöllkraut

Warzen

Sonnenhut

Abwehrschwäche - Infektanfälligkeit, Bronchitis, Erkältung, Furunkel - Karbunkel, Grippe - Influenza, Halsschmerzen - Halsentzündung, Hautentzündungen, Infektionskrankheiten, Infektionskrankheiten, Kehlkopfentzündung - Heiserkeit, Mandelentzündung - Angina, Nebenhöhlenentzündung, Wunden

Spitzwegerich

Appetitlosigkeit, Asthma, Brandwunden - Verbrennungen, Bronchitis, Eiterungen, Ekzeme, Erkältung, Furunkel - Karbunkel, Hämorrhoiden, Halsschmerzen - Halsentzündung, Hautentzündungen, Husten, Insektenstiche, Magenbeschwerden, Magen-Darm-Grippe, Ödeme - Wassereinlagerungen, Übergewicht, Verletzungen, Verstopfung - Obstipation, Wunden

Sternanis

Grippe - Influenza, Rückenschmerzen - Hexenschuss

Teufelskralle

Arthrose, Gelenkentzündungen

Thuja

Warzen

Thymian

Akne - Pickel, Asthma, Blähungen - Meteorismus, Blasenentzündung, Bronchitis, Eiterungen, Ekzeme, Entzündungen, Erkältung, Furunkel - Karbunkel, Gelenkentzündungen, Gicht, Grippe - Influenza,

Halsschmerzen - Halsentzündung, Hautentzündungen, Husten,
Kehlkopfentzündung - Heiserkeit, Magenbeschwerden,
Menstruationsbeschwerden, Mundentzündung - Zahnfleischentzündung,
Mundgeruch, Nierenschwäche, Rheuma - Arthritis, Schlaflosigkeit,
Schwitzen - Schweißausbrüche, Sodbrennen, Verdauungsstörungen,
Verletzungen, Wechseljahrsbeschwerden, Wunden

Traubensilberkerze

Diabetes mellitus - Zuckerkrankheit, Herzschwäche,
Menstruationsbeschwerden, Übergewicht, Wechseljahrsbeschwerden

Wacholder

Appetitlosigkeit, Arthrose, Blähungen - Meteorismus, Blasenentzündung,
Gelenkentzündungen, Geschwollene Füße, Gicht, Husten,
Kopfschmerzen, Krämpfe, Krampfadern, Magenbeschwerden,
Menstruationsbeschwerden, Migräne, Mundentzündung -
Zahnfleischentzündung, Mundgeruch, Nackenverspannung, Nervöse
Herzbeschwerden, Ödeme - Wassereinlagerungen, Rheuma - Arthritis,
Sodbrennen, Übelkeit, Verdauungsstörungen, Verspannungen

Wegwarte

Appetitlosigkeit, Diabetes mellitus - Zuckerkrankheit, Gallenschwäche,
Hämorrhoiden, Heißhunger, Verdauungsstörungen, Verstopfung -
Obstipation

Weiden-Rinde

Entzündungen, Erkältung, Fieber, Kopfschmerzen, Rheuma - Arthritis,
Schmerzen

Weißdorn

Bluthochdruck, Geschwollene Füße, Herzschwäche,
Kreislaufbeschwerden, Nervöse Herzbeschwerden, Nervosität - Unruhe,
Ödeme - Wassereinlagerungen, Schlaflosigkeit,
Wechseljahrsbeschwerden

Zimt

Appetitlosigkeit, Blähungen - Meteorismus, Diabetes mellitus -
Zuckerkrankheit, Erkältung, Grippe - Influenza, Herzschwäche,
Magenbeschwerden, Menstruationsbeschwerden, Übelkeit, Übergewicht,
Verdauungsstörungen

Ätherische Öle - Aromatherapie

Ätherische Öle sind wichtige Wirkstoffe in Heilkräutern, was man beispielsweise am würzigen Duft eines Tees erkennen kann. Man kann die ätherischen Öle jedoch auch als eigene Heilmethode einsetzen, als Aromatherapie.

Die ätherischen Öle kann man in kleinen Flaschen kaufen. Es handelt sich um klare Flüssigkeiten, die farblos bis bräunlich sind. Sie duften stark. Beim Erhitzen verflüchtigen sie sich meistens vollständig, weshalb sie als ätherisch bezeichnet werden.

Bei der Aromatherapie unterscheiden sich die Einsatzgebiete der Heilpflanzen teilweise von den Einsatzgebieten der ganzen Pflanzen.

Weil der Geruchssinn der älteste Sinn der Menschen ist, geht seine Wirkung, am Verstand vorbei, direkt auf die Gefühlsebene. Daher kann die Behandlung mit ätherischen Ölen nicht nur auf den Körper, sondern auch auf die Seele wirken.

Anwendung ätherischer Öle

Der Haupteinsatzzweck von ätherischen Ölen ist äußerlich, beispielsweise gemischt mit Pflanzenöl oder in Salben oder in Duftlampen zur Raumbeduftung.

Innerlich sollte man ätherische Öle nur bei ausgezeichneter Qualität des Öls und in kleinen Dosierungen anwenden. Und auch nur, wenn das jeweilige ätherische Öl ausdrücklich für die innerliche Anwendung geeignet ist.

Achtung!

Ätherische Öle können unerwünschte Nebenwirkungen haben, vor allem, wenn man sie in intensiver Dosis anwendet.

Babies und kleine Kinder sollten nicht mit ätherischen Ölen behandelt werden, denn sie könnten einen Stimmritzenkrampf, epileptische Anfälle, Leberschäden oder Hautreizungen erleiden.

Auch Menschen mit einer Neigung zu Epilepsie sollten mit ätherischen Ölen sehr vorsichtig sein oder sie sicherheitshalber gar nicht anwenden.

> Wenn man zu Allergien neigt, sollte man erst seine Verträglichkeit der verwendeten ätherischen Öle in kleinsten Mengen testen, bevor man ätherische Öle verwendet.

Wichtige ätherische Öle

Hier finden Sie einige ätherische Öle und ihre körperliche und seelische Wirkung.

Angelika

- körperlich: abwehrsteigernd, antiseptisch, blutreinigend, durchblutungsfördernd, verdauungsfördernd und entblähend
- seelisch: aufbauend, stabilisierend und beruhigend

Anis

- körperlich: herzstärkend, krampflösend, schleimlösend
- seelisch: anregend

Bergamotte

- körperlich: antiseptisch, antiviral, fiebersenkend, krampflösend
- seelisch: antidepressiv, entspannend, angstlösend

Cajeput

- körperlich: antiseptisch, muskelentspannend, schleimlösend, schmerzlindernd
- seelisch: nervenstärkend

Eukalyptus

- körperlich: antiseptisch, desinfizierend, fiebersenkend, schleimlösend
- seelisch: konzentrationsfördernd

Fenchel

- körperlich: beruhigend, harntreibend, krampflösend, schleimlösend
- seelisch: entspannend

Geranie

- körperlich: antientzündlich, hautpflegend, wundheilend

- seelisch: stimmungsaufhellend, ausgleichend

Ingwer

- körperlich: erwärmend, krampflösend
- seelisch: anregend

Kamille

- körperlich: schmerzlindernd, antiseptisch, entzündungshemmend, krampflösend, wundheilend
- seelisch: entspannend, beruhigend

Lavendel

- körperlich: antiseptisch, schmerzlindernd, durchblutungsfördernd, wundheilend, krampflösend, hautpflegend
- seelisch: ausgleichend, beruhigend, schlaffördernd, erfrischend

Melisse

- körperlich: blutdrucksenkend, entkrampfend, antibakteriell, antiviral
- seelisch: ausgleichend stärkend

Muskatellersalbei

- körperlich: entkrampfend, menstruationsfördernd
- seelisch: aphrodisierend, entspannend, anregend

Myrte

- körperlich: antiseptisch, schleimlösend
- seelisch: klärend, reinigend

Pfefferminze

- körperlich: antiseptisch, durchblutungsfördernd, entzündungs-hemmend, kühlend, krampflösend, entblähend, gegen Übelkeit
- seelisch: anregend, erfrischend

Rose

- körperlich: antiseptisch, beruhigend, entkrampfend, wundheilend
- seelisch: ausgleichend, harmonisierend

Rosmarin

- körperlich: anregend, durchblutungsfördernd, menstruationsfördernd
- seelisch: ausgleichend, bewusstseinsstärkend

Salbei

- körperlich: antibakteriell, krampflösend, schweißhemmend
- seelisch: belebend

Sandelholz

- körperlich: antiseptisch, erwärmend, hautpflegend, krampflösend
- seelisch: aphrodisierend, beruhigend, harmonisierend, schlaffördernd

Schafgarbe

- körperlich: antibakteriell, beruhigend, hautpflegend, krampflösend
- seelisch: entspannend

Teebaum

- körperlich: antibakteriell, antiviral, antimykotisch, entzündungshemmend, kühlend, schmerzlindernd
- seelisch: ausgleichend

Thymian

- körperlich: antimykotisch, antiseptisch, schleimlösend
- seelisch: gedächtnisstärkend, konzentrationsfördernd

Wacholder

- körperlich: harntreibend, krampflösend, schmerzstillend
- seelisch: ausgleichend, stärkend

Zimt

- körperlich: blutreinigend, blutstillend, krampflösend, wärmend
- seelisch: belebend, entspannend, inspirierend

Zitrone

- körperlich: entzündungshemmend, fiebersenkend, herzstärkend
- seelisch: konzentrationsfördernd, stimmungsaufhellend

Homöopathie

Die Homöopathie erfreut sich großer Beliebtheit, weil sie als sanft und wirksam gilt. Viele Menschen versuchen zunächst, ihre Beschwerden mithilfe von Kügelchen (Globuli) und homöopathischen Tropfen zu lindern, bevor sie zu chemischen Medikamenten greifen.

Samuel Hahnemann ist der Begründer der Homöopathie. Er lebte um 1800 als Arzt und entwickelte im Laufe seiner medizinischen Tätigkeit das Prinzip der Homöopathie.

Ähnlichkeitsprinzip

Der Grundsatz der Homöopathie ist das Ähnlichkeitsprinzip:

Similia similibus curentur - Ähnliches wird durch Ähnliches geheilt.

Dieses Prinzip besagt, dass man als Heilmittel eine Substanz einsetzt, die beim Gesunden ähnliche Beschwerden hervorruft, unter denen der Kranke leidet. Als Beispiel eignet sich die Biene (Apis), deren Stich zu schmerzhaften Schwellungen führt. In der Homöopathie wird Apis gegen Schwellungen eingesetzt.

Am besten wirkt das homöopathische Mittel, das dem Zustand des Kranken auch in Details möglichst ähnlich ist. Dazu sammelt man alle Arten von Symptomen und Eigenarten des Patienten. Sogar die Umstände, unter welchen die Beschwerden besser oder schlechter werden, werden berücksichtigt. So kann bei Verschlimmerung der Beschwerden in der Nacht ein anderes Mittel passend sein als wenn die Beschwerden am Tag besonders schlimm sind.

Die einzelnen homöopathischen Mittel werden im Detail als Arzneimittelbild beschrieben. Je detailgetreuer das Arzneimittelbild dem Zustand des Patienten entspricht, desto besser soll es wirken.

Potenzierung

Das zweite Prinzip der Homöopathie ist die Potenzierung. Die Mittel werden sehr stark verdünnt und zwar stufenweise, wobei sie bei jeder Verdünnungsstufe ausgiebig geschüttelt werden. Diese Potenzierung soll die Wirksamkeit der Mittel verbessern. Durch die Potenzierung werden manche giftige Substanzen erst ungefährlich nutzbar, beispielsweise der tödlich giftige Eisenhut (Aconitum), der in der Homöopathie ein beliebtes Mittel gegen Erkältungen ist.

Die Potenzen werden durchnummeriert, damit man immer weiß, wie stark ein Mittel verdünnt wurde.

Bei jeweils 10-facher Verdünnung je Stufe heißt es beispielsweise D1 für die erste Verdünnungsstufe. Bei D4 wurde 4 mal verdünnt, es ist also eine Verdünnung von 1: 10.000. D6 ist bereits 1.000.000 fach verdünnt usw.

Verdünnungsstufen von 1:100 werden mit C gekennzeichnet, also beispielsweise C4 oder C200.

Klassische Homöopathie mit Hochpotenzen

In der Endphase von Hahnemanns Wirken wurden die eingesetzten Potenzen immer höher, was auch von seinen Schülern und Nachfolgern weiter entwickelt wurde.

Eine besonders wichtige Rolle bei der Entwicklung der klassischen Homöopathie spielte Dr. James Tyler Kent. Er nutzte vorwiegend Mittel mit hohen Potenzen ab C200.

Außerdem verfeinerte er das System der Konstitutionstypen. Bei der Konstitutionsbehandlung geht es weniger um die aktuellen Symptome, unter denen ein Patient leidet, sondern mehr um den grundsätzlichen Konstitutionstyp, zu dem ein Mensch gehört. Man behandelt also nicht den Schnupfen, sondern beispielsweise einen blasshäutigen Menschen, der zu einem aufgequollenen Gesicht neigt.

Um das individuell am besten passendste Mittel zu finden, sollte man zu einem erfahrenen klassischen Homöopathen gehen. Dieser wird anfänglich eine umfangreiche Befragung durchführen, um den Konstitutionstyp genau eingrenzen zu können.

Eine solche Konstitutionsbehandlung der klassischen Homöopathie gehört also in die Hand des Homöopathen und ist zu Selbstbehandlung nicht geeignet.

Laienhomöopathie mit Niedrigpotenzen

Für die Selbstbehandlung von Alltagserkrankungen eignet sich am besten die Laienhomöopathie.

Hierbei werden meistens niedrige Potenzen zwischen D1 und D12 eingesetzt. Bei den Potenzen zwischen D1 und D4 verläuft die Grenze zur

Heilpflanzen-Behandlung fließend, sofern es sich bei den Mitteln um Pflanzen handelt.

Die verwendeten Mittel richten sich vor allem nach den aktuellen Beschwerden, beispielsweise Schnupfen, der reichlich fließt (z.b. Allium cepa = Zwiebel).

Im Rahmen der Laienhomöopathie kann man sich eine Hausapotheke zusammenstellen mit häufig benutzten Mitteln, die man dann bei Bedarf zur Hand hat..

Auch Komplexmittel, das sind Mischungen aus mehreren homöopathischen Mitteln, eignen sich für die Selbstbehandlung.

Anwendung homöopathischer Mittel

Eine Faustregel bei homöopathischen Mitteln ist, dass man sie umso seltener einnehmen muss, je höher die Potenz ist.

Die niedrigen Potenzen der Laienhomöopathie nimmt man meistens 3 mal täglich ein. Nur wenn eine Krankheit sehr akut ist, kann man stündlich eine Mittel-Gabe verabreichen.

Folgende Dosierungen eignen sich bei niedrigen Potenzen bei jeder Gabe:

Erwachsene:

Globuli:	15 - 20 Kügelchen
Tropfen:	15 - 20 Tropfen
Tabletten:	3 - 4 Tabletten

Kinder:

Globuli:	5 -120 Kügelchen
Tropfen:	5 - 10 Tropfen (Achtung Alkohol! verdünnen!)
Tabletten:	1 - 2 Tabletten

Damit die Mittel gut wirken können, lässt man sie langsam im Munde zergehen

Im Zweifelsfall nimmt man die Potenz D6, wenn keine andere Potenz angegeben ist.

Wichtige homöopathische Mittel für den Alltag

Da es tausende von homöopathischen Mitteln gibt, ist es gar nicht so einfach, eine kleine Auswahl besonders wichtiger Mittel zu treffen. Je nach Schwerpunkt kann diese Auswahl sehr unterschiedlich ausfallen.

Nachfolgend werden 20 besonders oft benutzte homöopathische Mittel kurz beschrieben. Diese Mittel haben sich in der Hausapotheke besonders bewährt. Die Kurzbeschreibung soll zu einem gewissen Gefühl für das Mittel verhelfen.

Anschließend werden alle in diesem Buch im Krankheitsteil empfohlenen homöopathischen Mittel mit ihren jeweiligen Anwendungsgebieten aufgelistet.

Wer tiefer in die Homöopathie einsteigen will, findet zahlreiche Bücher zu der Thematik oder auch Webseiten über Homöopathie, z.B.

www.homoeopathie-liste.de

Aconitum

Die Giftpflanze Aconitum (Eisenhut) in der Potenz D4 ist das Mittel der Wahl, wenn man spürt, dass sich eine Erkältung entwickelt. Häufig gelingt es dadurch, die Erkältung zu verhindern oder zumindest abzumildern.

Auch als Mittel gegen Schmerzen hat sich Aconitum bewährt, dann aber eher in der Potenz D12.

Insbesondere wenn die Krankheit oder die Schmerzen durch trockenes, kaltes Wetter oder durch Zugluft ausgelöst werden, ist Aconitum das richtige Mittel. Im Zusammenhang mit Verdauungsbeschwerden kann auch heißes Wetter als Auslöser passend sein.

Menschen, die häufig Aconitum brauchen, haben oft Angst vor Menschenmengen und vor dem Tod.

Allium cepa

Allium cepa ist die Zwiebel und da beim Schneiden der Zwiebel die Nase läuft und die Augen tränen, hilft Allium cepa nach dem Ähnlichkeitsprinzip der Homöopathie gegen Schnupfen.

37

Das homöopathische Mittel Allium cepa eignet sich aber auch für alle Beschwerden, die im weitesten Zusammenhang mit Schnupfen stehen, z.b. Allergien, Erkältung oder Kopfschmerzen.

Insbesondere wenn feuchtkaltes Wetter oder stickige, warme Räume die Beschwerden verschlimmern, ist Allium cepa das Mittel der Wahl.

Apis mellifica

Apis ist die Honigbiene und so wie die Biene einen schmerzenden, geschwollenen Stich verursachen kann, hilft das Mittel Apis mellifica gegen alle Beschwerden, die ähnlich sind.

Das sind einerseits Insektenstiche aller Art, aber auch Schwellungen aus anderem Grund. Auch Sonnenbrand und Verbrennungen können mit Apis behandelt werden.

Bei allen Beschwerden, die mit Brennen einhergehen, kann man Apis versuchen. Vor allem dann, wenn die Beschwerden bei Wärme und Berührung schlimmer werden.

Arnica

Die Heilpflanze Arnika hilft gegen Verletzungen. Auch das homöopathische Mittel Arnica wird in niedrigen Potenzen D1 bis D4 gegen Verletzungen aller Art verwendet.

Nach Unfällen oder bei Rheuma kann man Arnica versuchen. Insbesondere, wenn man sich völlig zerschlagen fühlt, ist Arnica oft das richtige Mittel. Auch rastlose Erschöpfung deutet auf Arnica als passendes Mittel hin.

Auch auf die Psyche übertragen kann Arnica helfen, wenn man sich seelisch wie zerschlagen wirkt.

Arsenicum album

Arsen ist ein tödliches Gift, als homöopathisches Mittel kann es jedoch gute Heilkräfte entfalten.

Arsenicum album gehört zu den klassischen Konstitutionsmitteln, die nicht nur gegen bestimmte Beschwerden, sondern auch zur generellen Behandlung eines Menschentyps eingesetzt werden.

Der Arsenicum album Typ ist meist sehr schlank und wirkt vornehm, aber innerlich ständig angespannt.

Typische Anwendungsgebiete für Arsenicum album sind Ängste, Asthma, Darmerkrankungen, Schwäche und Schwindel.

Wenn die Beschwerden nachts und in der Kälte schlimmer werden, dann ist Arsenicum album möglicherweise das passende Mittel.

Belladonna

Wie viele homöopathische Mittel ist die Ausgangssubstanz von Belladonna, die Tollkirsche, eine tödlich giftige Pflanze. In der Potenzierung ab D4, die gleichzeitig eine Verdünnung ist, ist das Gift jedoch entschärft und kann seine Heilkräfte entfalten.

An Belladonna sollte man immer denken, wenn der Kopf gerötet ist und die Beschwerden schnell beginnen. Meistens ist der Patient unruhig und hat glänzende Augen.

Oft ist Belladonna das passende Mittel für kranke Kinder, wenn diese plötzlich hohes Fieber haben oder unter Zahnungsbeschwerden leiden. Auch bei Ohrenschmerzen ist Belladonna häufig das passendste Mittel.

Bellis perennis

Das harmlose, kleine Gänseblümchen ist als homöopathisches Mittel Bellis perennis ein sehr vielseitiges Talent. Man kann es bei fast allen Arten von Alltagsbeschwerden einsetzen, von der Erkältung, über Bauchschmerzen bis hin zu Muskelschmerzen und Verletzungsfolgen.

Besonders geeignet ist Bellis perennis, wenn die Beschwerden eine Folge von Überanstrengung sind.

Weil das Gänseblümchen ungiftig ist, kann man Bellis perennis schon in der Potenz D2 einsetzen, bis hin zu D12.

Berberis

Die Berberitze ist eine Strauchpflanze mit sauren, roten Beeren. Als homöopathisches Mittel Berberis kann man sie sehr vielseitig einsetzen.

Das Mittel Berberis eignet sich vor allem bei Beschwerden, die mit einem schmerzhaften Brennen einhergehen, unabhängig davon, ob es innerliche Probleme wie Blasenentzündung oder äußerliche wie Hautausschläge sind.

Vor allem, wenn die Beschwerden bei Anstrengung und Bewegung schlimmer werden, ist Berberis oft das richtige Mittel. Menschen, die Berberis brauchen, sind oft blass und müde.

Bryonia

Bryonia ist die Giftpflanze Zaunrübe, die als homöopathisches Mittel vor allem gegen Erkrankungen der Atemwege und der Verdauung eingesetzt wird. Auch bei Gelenkentzündungen kann Bryonia oft helfen.

Bryonia ist vor allem bei jähzornigen Menschen geeignet, die trotz ihrer Reizbarkeit ruhebedürftig sind. Wenn Bewegung, Wärme und Essen die Beschwerden verschlimmern, sollte man an Bryonia denken.

Camphora

Camphora ist das homöopathische Mittel aus dem stark riechenden Kampfer, der häufig zu Einreibemitteln verarbeitet wird.

Wie das Mittel Aconitum kann man Camphora zu Beginn von Erkältungen und anderen Infektionskrankheiten einsetzen, insbesondere bei starkem Kältegefühl.

Wenn ein schweres Krankheitsgefühl mit kalten Schweißausbrüchen besteht, dann ist Camphora oft das passende Mittel.

Camphora in niedrigen Potenzen kann auch helfen, wenn es bei einer homöopathischen Behandlung zu einer starken Erstverschlimmerung kommt, weil es eine Art Gegenmittel für andere homöopathische Mittel darstellt.

Carbo vegetabilis

Das homöopathische Mittel Carbo vegetabilis wird aus Holzkohle hergestellt. Es eignet sich vor allem für Menschen, die stark geschwächt sind.

Die Haupteinsatzgebiete von Carbo vegetabilis sind Verdauungsbeschwerden, aber man kann das Mittel auch bei anderen Krankheiten verwenden, wenn der Kraftverlust vorherrschend ist.

Häufig sind Menschen, die Carbo vegetabilis brauchen, besonders dick oder besonders dünn. Manchmal sind sie durch eine Krebserkrankung regelrecht ausgemergelt. Luft zufächeln hilft ihnen oft, sich etwas besser zu fühlen.

Wenn die Beschwerden nachts und bei feuchtwarmem Wetter schlimmer werden, kann Carbo vegetabilis das richtige Mittel sein.

Chamomilla

Chamomilla ist das homöopathische Mittel, das aus der Heilpflanze Kamille gewonnen wird. Es eignet sich vor allem für Menschen, die reizbar und überempfindlich sind und ihren Zustand als unerträglich empfinden.

Angewendet wird Chamomilla, ähnliche wie die Kamille, bei Erkältungen und Verdauungsbeschwerden, aber auch bei anderen Beschwerden, die mit Krämpfen einhergehen.

Ein besonderes Einsatzgebiet für Chamomilla sind Zahnungsprobleme bei Babies. Wenn ein Kind besonders intensiv unter der Zahnung leidet, und laut schreit, ist Chamomilla möglicherweise das passende Mittel. Insbesondere, wenn eine Wange rot ist und die andere weiß, sollte man Chamomilla versuchen.

China

Die Chinarinde ist eines der ersten homöopathischen Mittel, die von Hahnemann erkundet wurden.

Ursprünglich wurde China vor allem gegen Malaria verwendet, heutzutage nimmt man es aber bei vielen Arten von fieberhaften Erkrankungen, vor allem, wenn die Höhe des Fiebers wechselt.

Menschen, denen China helfen kann, sehen oft gelblich aus und haben dunkle Ringe um die Augen. Sie sind meistens erschöpft und niedergeschlagen. Wenn sich ihre Beschwerden nachts und bei Nässe verschlimmern, könnte China das passende Mittel sein.

Ignatia

Ignatia ist ein klassisches Konstitutionsmittel der Homöopathie. Es wird vor allem bei empfindsamen, unausgeglichenen Menschen eingesetzt.

Typische Anwendungsgebiete von Ignatia sind Verdauungprobleme und Frauenbeschwerden. Aber auch bei Erkältungen und Migräne kann Ignatia helfen.

Ignatia hilft, wenn die Beschwerden bei Aufregung und durch Ärger schlimmer werden. Typisch ist auch, dass die Menschen auf der schmerzenden Seite liegen wollen, weil dadurch die Beschwerden besser werden.

Lachesis

Lachesis ist ein vor allem für Frauen beliebtes Konstitutionsmittel. Es kann aufgeweckten, temperamentvollen Frauen helfen.

Die wichtigsten Anwendungsgebiete für Lachesis sind Wechseljahrsbeschwerden und andere typische Frauenkrankheiten. Lachesis kann aber auch bei Infektionskrankheiten, Erkrankungen der Blutgefäße und schlecht heilenden Wunden helfen.

Wenn die Beschwerden vor allem auf der linken Seite bestehen oder man empfindlich auf Berührung oder enge Kleidung reagiert, dann könnte Lachesis das passende Mittel sein. Typisch ist auch, dass Lachesis-Menschen die Zungenspitze ein wenig hinausstrecken, wenn sie sich konzentrieren.

Lycopodium

Auch Lycopodium ist ein wichtiges Konstitutionsmittel. Es passt zu Menschen mit scharfem Verstand und schwachen Kräften. Viele Lycopodium-Menschen sind sehr schlank bis mager.

Lycopodium wird bei Verdauungsproblemen und anderen Erkrankungen der inneren Organe angewendet. Auch bei Ängsten und Erschöpfung kann Lycopodium das richtige Mittel sein.

Wenn die Beschwerden morgens oder am Nachmittag besonders stark sind und ungelüftete Räume als unangenehm empfunden werden, sollte man Lycopodium versuchen.

Nux vomica

Nux vomica wird aus der Brechnuss gewonnen und hilft entsprechend der Ähnlichkeitsregel bei vielen Beschwerden, die mit Übelkeit einhergehen. Es ist zudem ein Konstitutionsmittel, das zu energischen, angespannten Menschen passt.

Die wichtigsten Anwendungsgebiete von Nux vomica sind Übelkeit und andere Magen-Darm-Beschwerden. Es kann jedoch auch bei zahlreichen Krankheiten helfen, beispielsweise Erkältung, Schlaflosigkeit und Menstruationsbeschwerden.

Nux vomica passt besonders gut, wenn die Beschwerden nachts gegen 3 Uhr schlimmer werden, außerdem bei Verschlimmerung der Beschwerden durch Kälte, Wind und Überanstrengung.

Pulsatilla

Pulsatilla ist ein typisches Konstitutionsmittel für Frauen. Pulsatilla-Menschen sind sanft und sensibel. Häufig haben sie ständig wechselnde Beschwerden und auch stark schwankende Gefühle.

Die Anwendung von Pulsatilla sind traditionell vor allem Frauenbeschwerden aller Art. Doch Pulsatilla kann man auch gegen zahlreiche andere Beschwerden einsetzen, beispielsweise Erkältungen, Migräne oder Gelenkschmerzen.

Wenn die Beschwerden abends und bei Abkühlung schlimmer werden, kann man bei sanften Menschen an Pulsatilla denken. Typisch ist auch, dass Beschwerden vor der Menstruation besonders schlimm sind.

Sepia

Sepia wird aus der Tinte des Tintenfisches gewonnen. Es ist ein Konstitutionsmittel und wird bei reizbaren, extrovertierten Menschen eingesetzt. Anders als bei Pulsatilla sind Sepia-Menschen eher dunkelhaarig, herb und schlank.

Typische Anwendungsgebiete für Sepia sind Frauenbeschwerden, aber auch Muskelschwäche, Verdauungsprobleme und Schwindel.

Wenn die Beschwerden abends und am frühen Morgen besonders schlimm sind, vor allem vor der Menstruation, dann kann man Sepia versuchen.

Sulfur

Sulfur ist ein homöopathisches Mittel, das aus Schwefel gewonnen wird. Menschen, denen Sulfur helfen kann, wirken oft etwas schmuddelig, selbst wenn sie gerade frisch geduscht haben.

Typische Anwendungsgebiete für Sulfur sind Ekzeme und Verdauungsbeschwerden. Sulfur kann aber auch bei Erkältung, Kopfschmerzen und Depressionen helfen.

Homöopathie

Wenn die Beschwerden im warmen Bett und stickigen Räumen schlimmer werden, könnte Sulfur das geeignete Mittel sein. Auch bei Verschlimmerung durch trockene Haut sollte man an Sulfur denken.

Liste wichtiger homöopathischer Mittel

Hier eine Liste aller homöopathischer Mittel, die im Krankheitsteil dieses Buches aufgeführt werden. Bei jedem Mittel finden Sie eine Liste der Anwendungsgebiete.

Abrotanum

Appetitlosigkeit, Heißhunger

Acidum formicicum

Allergien, Arthrose

Aconitum

Brandwunden - Verbrennungen, Bronchitis, Erkältung, Grippe - Influenza, Halsschmerzen - Halsentzündung, Husten, Infektionskrankheiten, Kehlkopfentzündung - Heiserkeit, Kopfschmerzen, Mandelentzündung - Angina, Migräne, Nebenhöhlenentzündung, Nervöse Herzbeschwerden, Nervosität - Unruhe, Ohrenschmerzen, Rheuma - Arthritis, Rückenschmerzen - Hexenschuss, Schlaflosigkeit, Schmerzen, Schnupfen

Adonis vernalis

Bluthochdruck, Nervöse Herzbeschwerden, Ödeme - Wassereinlagerungen, Ohrensausen - Tinnitus, Schwindel

Aesculus

Geschwollene Füße, Hämorrhoiden, Kopfschmerzen, Krampfadern, Migräne

Allium cepa

Allergien, Erkältung, Grippe - Influenza, Halsschmerzen - Halsentzündung, Kehlkopfentzündung - Heiserkeit, Kopfschmerzen, Migräne, Nebenhöhlenentzündung, Ohrenschmerzen, Schmerzen, Schnupfen, Sodbrennen

Allium sativum

Asthma, Blähungen - Meteorismus, Bluthochdruck, Durchblutungsstörungen

Ammi visnaga

Bronchitis, Darmkrämpfe, Durchblutungsstörungen, Gallenkolik, Husten, Krämpfe, Menstruationsbeschwerden, Migräne, Schwindel, Übelkeit, Verspannungen

Anacardium

Appetitlosigkeit, Ausschläge, Gedächtnisschwäche

Apis mellifica

Aufgesprungene Hände, Ausschläge, Blasenentzündung, Fieber, Gelenkentzündungen, Halsschmerzen - Halsentzündung, Insektenstiche, Juckreiz, Kehlkopfentzündung - Heiserkeit, Mandelentzündung - Angina, Ödeme - Wassereinlagerungen, Schmerzen, Verletzungen, Wunden

Argentum nitricum

Asthma, Durchfall, Halsschmerzen - Halsentzündung, Kehlkopfentzündung - Heiserkeit, Kopfschmerzen, Migräne

Aristolochia

Abwehrschwäche - Infektanfälligkeit, Arthrose, Blasenentzündung

Arnica

Beulen, Blaue Flecken - Hämatome, Bluthochdruck, Frühjahrsmüdigkeit, Furunkel - Karbunkel, Gelenkentzündungen, Herzschwäche, Insektenstiche, Krampfadern, Mundentzündung - Zahnfleischentzündung, Nervöse Herzbeschwerden, Rückenschmerzen - Hexenschuss, Schlaflosigkeit, Schmerzen, Verletzungen, Wunden

Arsenicum album

Appetitlosigkeit, Asthma, Blutarmut - Anämie, Durchfall, Fieber, Frühjahrsmüdigkeit, Magenbeschwerden, Magen-Darm-Grippe, Mundentzündung - Zahnfleischentzündung, Ödeme - Wassereinlagerungen, Schwindel, Verdauungsstörungen

Belladonna

Erkältung, Fieber, Furunkel - Karbunkel, Gallenkolik, Grippe - Influenza, Halsschmerzen - Halsentzündung, Infektionskrankheiten, Kopfschmerzen, Krämpfe, Mandelentzündung - Angina, Menstruationsbeschwerden, Migräne, Nackenverspannung, Nebenhöhlenentzündung, Ohrenschmerzen, Schmerzen, Schwitzen - Schweißausbrüche, Verletzungen, Verspannungen, Wunden

Liste wichtiger homöopathischer Mittel

Bellis perennis

Akne - Pickel, Beulen, Blähungen - Meteorismus, Blaue Flecken - Hämatome, Bronchitis, Darmkrämpfe, Ekzeme, Halsschmerzen - Halsentzündung, Hautentzündungen, Herzschwäche, Husten, Kopfschmerzen, Krampfadern, Mandelentzündung - Angina, Migräne, Neurodermitis, Rheuma - Arthritis, Rückenschmerzen - Hexenschuss, Schnupfen, Schwindel, Verletzungen, Warzen, Wunden

Berberis

Appetitlosigkeit, Aufgesprungene Hände, Ausschläge, Blasenentzündung, Gallenschwäche, Gallensteine, Gicht, Hämorrhoiden, Juckreiz, Nierenschwäche, Rheuma - Arthritis, Rückenschmerzen - Hexenschuss, Schuppenflechte - Psoriasis, Sodbrennen

Borax

Mundentzündung - Zahnfleischentzündung, Übelkeit

Bryonia

Bronchitis, Gallenkolik, Gallenschwäche, Gallensteine, Gelenkentzündungen, Husten, Kehlkopfentzündung - Heiserkeit, Kopfschmerzen, Magenbeschwerden, Magen-Darm-Grippe, Migräne, Rückenschmerzen - Hexenschuss, Schnupfen, Verdauungsstörungen, Verletzungen, Verstopfung - Obstipation

Calcium carbonicum

Ausschläge, Frühjahrsmüdigkeit, Mandelentzündung - Angina, Mundgeruch, Übergewicht

Calcium fluoratum

Cellulite - Orangenhaut - Zellulitis

Calcium fluoratum

Gicht, Krampfadern, Mundentzündung - Zahnfleischentzündung, Rückenschmerzen - Hexenschuss

Calcium phosphoricum

Appetitlosigkeit, Blähungen - Meteorismus, Durchfall, Kalte Füße

Calcium sulfuricum

Arthrose, Eiterungen

Homöopathie

Calendula

Abwehrschwäche - Infektanfälligkeit, Aufgesprungene Hände, Brandwunden - Verbrennungen, Eiterungen, Erkältung, Grippe - Influenza, Infektionskrankheiten, Lippenentzündung, Wunden

Camphora

Durchfall, Erkältung, Gallenkolik, Gallensteine, Grippe - Influenza, Krämpfe, Magen-Darm-Grippe, Nackenverspannung, Nervosität - Unruhe, Schlaflosigkeit, Schnupfen, Übelkeit, Verspannungen

Cantharis

Blasenentzündung, Halsschmerzen - Halsentzündung

Capsicum

Asthma, Lippenentzündung, Übergewicht

Carbo vegetabilis

Bauchschmerzen, Darmkrämpfe, Furunkel - Karbunkel, Gedächtnisschwäche, Hämorrhoiden, Krampfadern, Kreislaufbeschwerden, Magenbeschwerden, Mundentzündung - Zahnfleischentzündung, Mundgeruch, Ohrensausen - Tinnitus, Schwindel, Sodbrennen, Übelkeit, Verdauungsstörungen, Verstopfung - Obstipation

Cardiospermum

Allergien, Ekzeme, Hautentzündungen, Kehlkopfentzündung - Heiserkeit, Neurodermitis, Schuppenflechte - Psoriasis

Causticum

Kehlkopfentzündung - Heiserkeit, Warzen

Chamomilla

Bauchschmerzen, Blähungen - Meteorismus, Darmkrämpfe, Durchfall, Erkältung, Grippe - Influenza, Krämpfe, Magenbeschwerden, Menstruationsbeschwerden, Ohrenschmerzen, Schlaflosigkeit, Schmerzen, Verdauungsstörungen, Verspannungen

Chelidonium

Gallenschwäche, Gallensteine

China

Liste wichtiger homöopathischer Mittel

Appetitlosigkeit, Blähungen - Meteorismus, Blutarmut - Anämie, Darmkrämpfe, Fieber, Frühjahrsmüdigkeit, Gallenkolik, Gallensteine, Gelenkentzündungen, Hämorrhoiden, Heißhunger, Infektionskrankheiten, Kopfschmerzen, Migräne, Ohrensausen - Tinnitus, Rheuma - Arthritis, Schlaflosigkeit, Schwindel, Schwitzen - Schweißausbrüche

Cocculus

Frühjahrsmüdigkeit, Krämpfe, Nackenverspannung, Übelkeit, Verspannungen

Coffea

Migräne, Nervöse Herzbeschwerden, Nervosität - Unruhe, Schlaflosigkeit, Wechseljahrsbeschwerden

Colchicum

Gedächtnisschwäche, Gicht

Convallaria

Bluthochdruck, Geschwollene Füße, Herzschwäche, Kreislaufbeschwerden, Nervöse Herzbeschwerden, Nervosität - Unruhe, Niedriger Blutdruck, Ödeme - Wassereinlagerungen, Schlaflosigkeit

Crataegus

Bluthochdruck, Geschwollene Füße, Herzschwäche, Nervöse Herzbeschwerden, Niedriger Blutdruck, Ödeme - Wassereinlagerungen, Schwindel

Digitalis

Geschwollene Füße, Herzschwäche, Ödeme - Wassereinlagerungen

Drosera rotundifolia

Asthma, Bronchitis

Echinacea

Entzündungen, Infektionskrankheiten

Eupatorium perfoliatum

Abwehrschwäche - Infektanfälligkeit, Fieber, Kopfschmerzen

Ferrum phosphoricum

Blutarmut - Anämie, Fieber, Husten, Infektionskrankheiten, Rheuma - Arthritis

Graphites

Ekzeme, Erkältung, Grippe - Influenza, Hautentzündungen, Neurodermitis, Schnupfen, Schuppenflechte - Psoriasis, Schwitzen - Schweißausbrüche, Übergewicht

Hamamelis

Abgespanntheit, Darmkrämpfe, Entzündungen, Gedächtnisschwäche, Verspannungen

Harpagophytum

Arthrose, Gelenkentzündungen

Hepar sulfuris calcareum

Akne - Pickel

Hyoscamus niger

Bronchitis, Nervosität - Unruhe

Ignatia

Husten, Kopfschmerzen, Magenbeschwerden, Magen-Darm-Grippe, Menstruationsbeschwerden, Migräne, Schlaflosigkeit, Übelkeit, Verdauungsstörungen, Verstopfung - Obstipation

Ipecacuanha

Bronchitis, Durchfall, Husten, Magenbeschwerden, Magen-Darm-Grippe, Migräne, Übelkeit

Kalium chloratum

Akne - Pickel, Entzündungen, Heißhunger, Mundentzündung - Zahnfleischentzündung, Nebenhöhlenentzündung, Neurodermitis

Kalium iodatum

Abgespanntheit, Abwehrschwäche - Infektanfälligkeit

Kreosotum

Appetitlosigkeit, Diabetes mellitus - Zuckerkrankheit, Durchblutungsstörungen

Lachesis

Durchblutungsstörungen, Fieber, Furunkel - Karbunkel, Hämorrhoiden, Halsschmerzen - Halsentzündung, Herzschwäche, Krampfadern, Kreislaufbeschwerden, Mandelentzündung - Angina,

Liste wichtiger homöopathischer Mittel

Menstruationsbeschwerden, Nervöse Herzbeschwerden, Östrogen-Dominanz, Verdauungsstörungen, Verletzungen, Wechseljahrsbeschwerden, Wunden

Ledum

Insektenstiche, Juckreiz, Rheuma - Arthritis, Rückenschmerzen - Hexenschuss, Verletzungen, Wunden

Lycopodium

Blähungen - Meteorismus, Darmkrämpfe, Diabetes mellitus - Zuckerkrankheit, Frühjahrsmüdigkeit, Halsschmerzen - Halsentzündung, Kopfschmerzen, Mandelentzündung - Angina, Menstruationsbeschwerden, Nervosität - Unruhe, Nierenschwäche, Schlaflosigkeit, Schuppenflechte - Psoriasis, Übelkeit, Verdauungsstörungen, Verstopfung - Obstipation

Magnesium phosphoricum

Krämpfe, Magenbeschwerden, Nackenverspannung, Schmerzen, Verdauungsstörungen, Verspannungen

Mandragora

Asthma, Kalte Füße, Nervosität - Unruhe

Mercurius

Akne - Pickel, Mundgeruch

Natrium muriaticum

Blutarmut - Anämie, Diabetes mellitus - Zuckerkrankheit

Nux vomica

Allergien, Blasenentzündung, Durchfall, Erkältung, Fieber, Frühjahrsmüdigkeit, Gallenkolik, Gallensteine, Grippe - Influenza, Hämorrhoiden, Magenbeschwerden, Magen-Darm-Grippe, Menstruationsbeschwerden, Migräne, Nebenhöhlenentzündung, Rückenschmerzen - Hexenschuss, Schlaflosigkeit, Übelkeit, Verdauungsstörungen, Verspannungen, Verstopfung - Obstipation

Phosphorus

Diabetes mellitus - Zuckerkrankheit, Kalte Füße, Kehlkopfentzündung - Heiserkeit, Kopfschmerzen, Nervosität - Unruhe, Schlaflosigkeit, Schmerzen, Sodbrennen, Übelkeit

Podophyllum

Bauchschmerzen, Darmkrämpfe

Pulsatilla

Akne - Pickel, Allergien, Gelenkentzündungen, Husten, Krampfadern, Magenbeschwerden, Menstruationsbeschwerden, Migräne, Nebenhöhlenentzündung, Östrogen-Dominanz, Rheuma - Arthritis, Rückenschmerzen - Hexenschuss, Übelkeit, Übergewicht, Verdauungsstörungen, Wechseljahrsbeschwerden

Rhus toxicodendron

Gelenkentzündungen, Juckreiz

Ruta graveolens

Gelenkentzündungen, Rheuma - Arthritis

Sepia

Blähungen - Meteorismus, Erkältung, Grippe - Influenza, Krampfadern, Menstruationsbeschwerden, Östrogen-Dominanz, Rückenschmerzen - Hexenschuss, Schnupfen, Schwindel, Wechseljahrsbeschwerden

Sulfur

Aufgesprungene Hände, Ekzeme, Fieber, Hämorrhoiden, Hautentzündungen, Husten, Juckreiz, Kopfschmerzen, Migräne, Neurodermitis, Östrogen-Dominanz, Rückenschmerzen - Hexenschuss, Schnupfen, Sodbrennen, Verdauungsstörungen, Wechseljahrsbeschwerden

Tabacum

Nervöse Herzbeschwerden, Schwindel, Schwitzen - Schweißausbrüche, Übelkeit

Thuja

Nebenhöhlenentzündung, Warzen

Urtica urens

Ausschläge, Insektenstiche, Juckreiz

Veratrum album

Kreislaufbeschwerden, Magen-Darm-Grippe, Menstruationsbeschwerden

Schüssler-Salze

Die Biochemie nach Dr. Schüssler, auch Schüssler-Salze genannt, sind eine sanfte Heilmethode, die sich aus der Homöopathie entwickelt hat. Die Erklärung für die Wirkungsweise der Schüsslersalze ist jedoch ganz anders als die Funktionsweise der Homöopathie.

Bei der Entwicklung der Biochemie kam Dr. Schüssler zu der Erkenntnis, dass Krankheit oft eine Folge eines gestörten Mineralstoffhaushaltes ist. Krankheit entsteht laut Dr. Schüssler, wenn bestimmte Mineralsalze in den Körperzellen fehlen. Diesem Mineralstoffmangel soll mithilfe der Schüssler-Salze abgeholfen werden.

Bei den Schüssler-Salzen handelt es sich um Mineralsalze, die auch im menschlichen Körper vorkommen und dort gebraucht werden.

Diese Mineralsalze werden homöopathisch potenziert, bis zu den Potenzen D6 bzw. D12. Das bedeutet im Laienverständnis, dass die Salze extrem stark verdünnt werden.

Durch die Potenzierung soll es, laut Dr. Schüssler, den Körperzellen leichter fallen, die Mineralsalze in sich aufzunehmen. Man sollte sich jedoch bewusst sein, dass man mit den potenzierten Salzen keinen messbaren Mineralstoffmangel ausgleichen kann. Die Wirkung der Schüssler-Salze findet auf einer feinstofflichen Ebene statt.

Die Schüsslersalze haben außer ihrem lateinischen Namen auch eine Nummer, die man sich oft leichter merken kann als den komplizierten Namen.

Ausführliche Informationen über Schüssler-Salze finden Sie auf unseren Webseiten: www.schuessler-salze-liste.de und www.schuessler-salze-hausapotheke.de (mit Buch).

Anwendung der Schüssler-Salze

Schüssler-Salze werden meistens als Tabletten auf Laktose-Basis angeboten. Wer keine Laktose verträgt, kann auch Schüsslersalze-Globulis erhalten.

Da Schüsslersalze apothekenpflichtig sind, kann man sie nur in der Apotheke kaufen. Auch Online-Apotheken bieten Schüsslersalze an.

Die Anwendung der Schüsslersalze ist sehr einfach, denn man muss nur die Tabletten bzw. Globulis lutschen.

Normale Anwendung

Die normale Anwendung der Schüssler-Salze ist

* 3 bis 6 mal täglich 1 bis 2 Tabletten je Salz-Sorte

Im Munde zergehen lassen

Die Tabletten werden nacheinander einzeln in den Mund gesteckt und langsam auf der Zunge zergehen lassen.

Die Wirkstoffe der Schüsslersalz-Tabletten werden dabei schon von der Mundschleimhaut aufgenommen und gelangen so sehr schnell in den Blutkreislauf und zu den Zellen des Körpers.

Am besten nimmt man die Schüsslersalze eine halbe Stunde vor dem Essen ein.

Man kann sie aber auch nach oder zwischen den Mahlzeiten einnehmen.

Nach der Einnahme trinkt man am besten ein Glas frisches Wasser, damit der Körper genügend Wasser hat, um eventuelle Giftstoffe ausscheiden zu können. Außerdem unterstützt das Wasser den Transport der Mineralsalze zu den Zellen des Körpers.

Behandlung akuter Probleme

In akuten Fällen nimmt man alle 5 Minuten eine Tablette, bis sich das Befinden bessert, längstens jedoch einen halben bis ganzen Tag lang.

Danach geht man zur normalen Dosis über.

Anwendung mehrerer Salze zusammen

Wenn man mehrere verschiedene Salze einnehmen will, nimmt man von jedem Salz dreimal täglich eine Tablette.

Die Entscheidung, ob man mehrere Salze gleichzeitig oder nur einzelne Salze nehmen will, ist bei den Schüssler-Salzen dem eigenen Gutdünken überlassen.

Manche Schüsslersalz-Enthusiasten nehmen immer möglichst viele verschiedene Salze ein, andere nehmen maximal drei verschiedene Salze innerhalb eines Tages und wieder andere bevorzugen nur ein einzelnes Salz zur gleichen Zeit. Die Auswahl einzelner oder weniger Salze erfolgt danach, welches am besten zur Gesamtsituation passt.

Wahlweise kann man bei einer einzelnen Einnahme immer nur ein Salz auf einmal einnehmen oder man nimmt mehrere Mittel nacheinander ein.

Dadurch ergeben sich, bei Einnahme von drei verschiedenen Mitteln, beispielsweise folgende Einnahme-Schemas:

Beispiel für gemeinsame Einnahme mehrerer Mittel:

morgens: je 1 Tablette von Mittel a, b und c
mittags: je 1 Tablette von Mittel a, b und c
abends: je 1 Tablette von Mittel a, b und c

Beispiel für getrennte Einnahme mehrerer Mittel:

morgens: 2-3 Tabletten von Mittel a
mittags: 2-3 Tabletten von Mittel b
abends: 2-3 Tabletten von Mittel c

Beide Arten der Einnahme haben ihre Berechtigung. Es ist in erster Linie eine Frage der Einstellung, welches Einnahme-Schema man bevorzugt.

Anwender, die der Homöopathie nahe stehen, bevorzugen meistens die getrennte Einnahme. Aus der Homöopathie sind sie nämlich gewöhnt, dass man Mittel immer einzeln nimmt.

Anwender, die unabhängig von der Homöopathie zu den Schüsslersalzen gekommen sind, bevorzugen häufig die gemeinsame Einnahme der Mittel, weil man sie sich einfach merken kann.

Schüsslersalze-Anwendung für Kinder

Schüsslersalze eignen sich sehr gut für die Anwendung bei Kindern, weil sie sanft wirken und gut schmecken.

Kinder brauchen je nach Alter und Größe deutlich weniger Schüssler-salze-Tabletten als Erwachsene.

Die normale Dosis für ein Schulkind (bis etwa 12 Jahre) ist:

- 3 bis 4 mal täglich eine Tablette

Kinder nehmen bei akuten Beschwerden alle ein bis zwei Stunden eine Tablette. Sobald sich das Befinden bessert, nehmen sie die normale Dosis ein.

Hinweis!

Bei schweren Erkrankungen und unklaren Beschwerden sollte man unbedingt den Arzt aufsuchen und sich oder sein Kind nicht ausschließlich selbst behandeln!

Hochdosierte Anwendung

Wenn man davon ausgeht, dass die Behandlung durch Schüssler-Salze eine Substitutionstherapie darstellt, kann man die Tabletten auch hochdosiert einnehmen.

Manche Anwender nehmen bei dieser Anwendungsart jede Minute eine Tablette ein. So können über hundert Tabletten pro Tag zusammenkommen.

Heiße Sieben / Heißgetränk

Das Schüssler-Salz Nr. 7 (Magnesium Phosphoricum) wird als besonders intensive Anwendung gerne als "Heiße Sieben", auch "Heiße 7" genannt, zubereitet.

Die heiße Sieben ist eine Anwendung in heißem Wasser, die sehr schnell und stark wirkt.

Auch andere Schüssler-Salze können so angewendet werden, wie die heiße Sieben ("Analog zur heißen Sieben" oder "Heißgetränk"). Die Wirkung ist auch bei den anderen Mitteln dann besonders schnell und intensiv.

Heiße Sieben: So geht's:

* 10 Tabletten vom Schüssler-Salz Nr. 7 (Magnesium Phosphoricum) werden in eine Tasse gegeben.
* Dazu wird heißes Wasser gekippt.
* In wenigen Minuten lösen sich die Tabletten auf. **Achtung!** Zum Umrühren sollte man niemals einen Metalllöffel verwenden.
* Wenn sich die Tabletten aufgelöst haben, trinkt man die heiße Sieben in kleinen Schlucken.

Die 12 Funktionsmittel der Schüsslersalze

Die zwölf Funktionsmittel sind Dr. Schüßlers eigene Entwicklung. Sie stellen die Basis der Schüssler-Salze dar.

Die Funktionsmittel beinhalten, in homöopathisch potenzierter Form, die zwölf Mineralsalze, die zu Dr. Schüßlers Lebzeiten schon als wichtige Bestandteile der menschlichen Zellen bekannt waren.

Die Anwendungsgebiete der einzelnen Funktionsmittel sind außerordentlich vielseitig. Daher reichen die Funktionsmittel meistens aus, um alle Arten von Erkrankungen und Beschwerden mithilfe von Schüsslersalzen zu behandeln.

Hier eine Kurzübersicht über die zwölf Funktionsmittel und ihre wichtigsten Einsatzgebiete:

Nr. Name des Mittels	Einsatzgebiete
1. Calcium Fluoratum	Bindegewebe, Haut, Gelenke
2. Calcium Phosphoricum	Knochen und Zähne
3. Ferrum Phosphoricum	Immunsystem
4. Kalium Chloratum	Schleimhäute
5. Kalium Phosphoricum	Nerven
6. Kalium Sulfuricum	Stoffwechsel
7. Magnesium Phosphoricum	Muskeln
8. Natrium Chloratum	Flüssigkeitshaushalt
9. Natrium Phosphoricum	Stoffwechsel
10. Natrium Sulfuricum	Entschlackung
11. Silicea	Bindegewebe., Haut, Haare
12. Calcium Sulfuricum	Gelenke, Eiter

Nr. 1 Calcium Fluoratum

Nr. 1 Calcium Fluoratum ist das Salz des Bindegewebes. Es macht Hartes weich und Weiches hart.

Calcium fluoratum ist vor allem im Bindegewebe enthalten. Das umfasst auch die Knochen. Außerdem findet man Calcium fluoratum in der Oberhaut. Daher kann Calcium Fluoratum für all diese Gewebe hilfreich wirken. Das erklärt die vielfältigen Einsatzgebiete von Calcium Fluoratum.

Als Faustregel kann man an Calcium Fluoratum D12 immer dann denken, wenn es um die Elastizität des Gewebes geht.

Die wichtigsten Anwendungsgebiete von Nr. 1 Calcium fluoratum:

* Abwehrschwäche
* Bindegewebsschwäche
* Erschöpfung
* Gelenkschmerzen
* Hauterkrankungen
* Kopfschmerzen
* Krampfadern

Nr. 2 Calcium Phosphoricum

Nr. 2 Calcium Phosphoricum ist das Salz der Knochen. Es hilft beim Aufbau der Zellen.

Nr. 2 Calcium Phosphoricum ist das Mineralsalz, das am meisten im Körper vorkommt. Man findet es vor allem in den Knochen. Dort bildet es ihre harte Struktur. Daher hilft Calcium Phosphoricum beim Wachstum. Calcium Phosphoricum ist aber auch in allen anderen Körperzellen vorhanden, was sein breites Anwendungsspektrum erklärt.

Die wichtigsten Anwendungsgebiete von Nr. 2 Calcium Phosphoricum:

* Allergien
* Durchblutungsstörungen
* Erschöpfung
* Husten
* Knochen-Probleme
* Menstruationsbeschwerden
* Müdigkeit
* Nervosität

- Regeneration
- Rückenschmerzen
- Schwitzen
- Venenschwäche
- Wadenkrämpfe

Nr. 3 Ferrum Phosphoricum

Nr. 3 Ferrum Phosphoricum ist das Erste-Hilfe Salz. Es hilft besonders im 1. Entzündungsstadium.

Das Schüssler-Salz Ferrum Phosphoricum ist immer dann angesagt, wenn ein Entzündungsvorgang frisch ist.

Dies ist bei frischen Verletzungen der Fall, aber auch in der ersten Phase von Infektionskrankheiten oder Entzündungen der inneren Organe, wie beispielsweise Magenschleimhautentzündung.

Die wichtigsten Anwendungsgebiete von Nr. 3 Ferrum Phosphoricum:

- Abwehrschwäche
- Akne, Pickel
- Beruhigung
- Blähungen
- Blasenentzündung
- Bluthochdruck
- Brechdurchfall
- Entzündungen
- Erkältung, Fieber, Grippe
- Erste Hilfe
- Heuschnupfen
- Husten, Schnupfen

Nr. 4 Kalium Chloratum

Nr. 4 Kalium Chloratum ist das Salz der Schleimhäute. Es hilft besonders im 2. Entzündungsstadium.

Kalium Chloratum ist das geeignete Schüssler-Salz, wenn Entzündungen in das zweite Stadium eingetreten sind. Die Entzündungen sind dann nicht mehr hochrot, sondern aber häufig weißlichen, zähen Schleim ab, beispielsweise als Schnupfen oder Husten-Auswurf.

Die wichtigsten Anwendungsgebiete von Nr. 4 Kalium Chloratum:

- Asthma, Atemnot
- Blasenentzündung
- Bronchitis
- Darmentzündung
- Entzündungen
- Hämorrhoiden
- Halsentzündung, Heiserkeit
- Hautausschlag, Ekzeme
- Heuschnupfen
- Husten
- Kreislaufschwäche
- Schnupfen
- Übergewicht, Fettsucht
- Zahnfleischentzündung

Nr. 5 Kalium Phosphoricum

Nr. 5 Kalium Phosphoricum ist das Salz der Nerven. Es hilft bei nervlichen und seelischen Beschwerden.

Kalium Phosphoricum wird hauptsächlich bei Problemen der Nerven und der Muskeln verwendet. Das Einsatzfeld reicht von Nervosität über Melancholie bis zu Schlafbeschwerden. Sogar bei Lernunlust von Schülern kann man Kalium Phosphoricum versuchen.

Die wichtigsten Anwendungsgebiete von Nr. 5 Kalium Phosphoricum:

- Angst, Phobien
- Antriebsschwäche
- Bluthochdruck
- Erschöpfung, Burn Out
- Gedächtnisschwäche
- Ischias, Hexenschuss
- Herzschwäche
- Nervosität
- Reizbarkeit
- Reizmagen
- Ruhebedürfnis
- Schlaflosigkeit
- Schwindel
- Wetterfühligkeit

Nr. 6 Kalium Sulfuricum

Nr. 6 Kalium Sulfuricum ist ein Salz des Stoffwechsels. Es hilft besonders im 3. Entzündungsstadium.

Kalium Sulfuricum ist ein Mittel für das späte Stadium einer Entzündung. In dieser Phase sind Entzündungen häufig nicht mehr heiß und rot, stattdessen kommt es zu gelblichen, manchmal eitrigen Absonderungen. Die Entzündungen in dieser Phase drohen chronisch zu werden, wenn es nicht gelingt, sie möglichst bald auszuheilen.

Die wichtigsten Anwendungsgebiete von Nr. 6 Kalium Sulfuricum:

- Abwehrschwäche
- Asthma, Atemnot
- Bronchitis, Husten
- Chronische Entzündungen
- Ekzeme
- Entgiftung
- Entzündungen
- Gelenkrheumatismus
- Juckreiz
- Mandelentzündung
- Muskelkater
- Nebenhöhlenentzündung
- Schwindel
- Schwitzen

Nr. 7. Magnesium Phosphoricum

Nr. 7 Magnesium Phosphoricum ist das Salz der Muskeln. Es hilft bei Schmerzen und Krämpfen.

Magnesium Phosphoricum ist das Schmerzmittel unter den Schüssler-Salzen. Es wird gegen Schmerzen und Krämpfe eingenommen.

Magnesium Phosphoricum wird zur Intensivierung der Wirkung gern als sogenannte "Heiße Sieben" angewendet. Dazu werden zehn Tabletten von Magnesium Phosphoricum (Schüssler-Salz Nr. 7) in heißem Wasser aufgelöst und schluckweise getrunken.

Die wichtigsten Anwendungsgebiete von Nr. 7 Magnesium Phosphoricum:

- Arteriosklerose
- Asthma, Atemnot
- Bluthochdruck
- Heißhunger nach Süßem
- Krämpfe, Koliken
- Migräne, Kopfschmerzen
- Rückenschmerzen
- Schmerzen
- Übergewicht
- Verspannungen

Nr. 8 Natrium Chloratum

Nr. 8 Natrium Chloratum ist das Salz des Flüssigkeitshaushalts. Es hilft, wenn die Beschwerden "brennen".

Natrium Chloratum ist ein anderer Name für das Kochsalz, das wir alle in unseren Speisen kennen. Im Körper spielt es eine entscheidende Rolle im Flüssigkeitshaushalt und so wird es auch als Schüssler-Salz angewandt.

Die wichtigsten Anwendungsgebiete von Nr. 8 Natrium Chloratum:

- Abmagerung
- Allergien
- Blasenbeschwerden
- Bluthochdruck
- Cellulite, Orangenhaut
- Diabetes
- Durchfall
- Rheuma
- Schlaffes Gewebe
- Schnupfen
- Schwitzen
- Trockene Haut
- Verstopfung
- Wassereinlagerungen

Nr. 9 Natrium Phosphoricum

Nr. 9 Natrium Phosphoricum ist ein Salz des Stoffwechsels. Es hilft bei Übersäuerung und Ernährungsfehlern.

Natrium Phosphoricum ist dem Stoffwechsel zugeordnet. Es kann helfen, wenn zu viel Säure im Körper zu Gesundheitsproblemen geführt hat.

Natrium Phosphoricum ist das wichtigste Mittel, wenn man eine Übersäuerung behandeln will.

Die wichtigsten Anwendungsgebiete von Nr. 9 Natrium Phosphoricum:

- Arteriosklerose
- Erhöhte Blutfettwerte
- Diabetes
- Essstörung
- Gallenbeschwerden
- Gicht
- Heißhunger
- Müdigkeit
- Schwitzen
- Übergewicht
- Übersäuerung
- Verdauungsbeschwerden

Nr. 10 Natrium Sulfuricum

Nr. 10 Natrium Sulfuricum ist ein Salz der Ausscheidung. Es hilft gegen Beschwerden durch ungesunde Lebensweise.

Natrium Sulfuricum ist im Körper vor allem in der Gewebeflüssigkeit enthalten. Daher dient es auch dem Abtransport von unerwünschten Stoffen im Körper. Mit diesem Schüssler-Salz kann man Beschwerden behandeln, die durch zu viel Abfallstoffe im Körper entstanden sind.

Die wichtigsten Anwendungsgebiete von Nr. 10 Natrium Sulfuricum:

- Akne, Pickel
- Ausleitung
- Erhöhte Blutfettwerte
- Erkältung
- Grippe
- Juckreiz
- Kopfschmerzen
- Magen-Darm-Grippe
- Leberschwäche
- Rheuma

- Stoffwechselschwäche
- Übergewicht
- Verdauungsschwäche

Nr. 11 Silicea

Nr. 11 Silicea ist ein Mittel des Bindegewebes. Es stärkt das Gewebe, verschönert Haut und Haar.

Silicea ist das Schüssler-Salz der Haut, der Haare, der Nägel und des Bindegewebes. Man kann Silicea zur Stärkung der Haare verwenden, und um eine schöne, elastische Haut zu bekommen.

Die wichtigsten Anwendungsgebiete von Nr. 11 Silicea:

- Abwehrschwäche
- Anti Aging
- Arteriosklerose
- Bindegewebsschwäche
- Blasenschwäche
- Erschöpfung
- Falten, Runzeln
- Gelenkschmerzen
- Haar-Probleme
- Haltungsschäden
- Haut-Probleme
- Herzschwäche
- Ischias, Hexenschuss
- Nervosität

Nr. 12 Calcium Sulfuricum

Nr. 12 Calcium Sulfuricum ist ein Salz der Gelenke. Es hilft bei eitrigen Vorgängen im Körper.

Calcium Sulfuricum ist das Schüssler-Salz der Gelenke und des Knorpels. Auch Leber und Galle können durch Calcium Sulfuricum gestärkt werden. Ein weiteres Einsatzgebiet von Calcium Sulfuricum ist seine Fähigkeit, eitrige Prozesse zu lindern.

Die wichtigsten Anwendungsgebiete von Nr. 12 Calcium Sulfuricum:

- Abszesse
- Akne, Pickel

- Arthrose
- Blasenbeschwerden
- Eiterungen
- Furunkel
- Gicht
- Magengeschwür
- Mandelentzündung
- Mittelohrentzündung
- Nebenhöhlenentzündung
- Rheuma
- Schlaflosigkeit
- Wundsein

Ergänzungsmittel der Schüssler-Salze

Die Schüler von Dr. Schüssler haben im Laufe der Jahre weitere Schüssler-Salze entwickelt, sobald klar wurde, dass es im Körper mehr als die 12 Salze der Funktionsmittel gab.

15 Ergänzungssalze

Offiziell anerkannt sind 12-15 Ergänzungsmittel, je nach Autor.

Ergänzungsmittel werden vor allem für Spezialzwecke eingesetzt, die von den Funktionsmitteln noch nicht optimal abgedeckt werden.

Hier eine Liste der 15 Ergänzungsmittel mit ihren Haupt-Einsatzbereichen:

Die 15 Ergänzungsmittel	Wirkt vor allem auf:
13 Kalium Arsenicosum	Haut, Lebenskraft
14 Kalium Bromatum	Nervensystem, Haut
15 Kalium Jodatum	Schilddrüse
16 Lithium Chloratum	Rheuma, Nerven
17 Manganum Sulfuricum	Eisenhaushalt
18 Calcium Sulfuratum	Lebenskraft, Gewicht
19 Cuprum Arsenicosum	Verdauung, Nieren

20 Kalium-Aluminium Sulfuricum	Verdauung, Nerven, Haut
21 Zincum Chloratum	Stoffwechsel, Gebärmutter, Nerven
22 Calcium Carbonicum	Lebenskraft, Anti Aging
23 Natrium Bicarbonicum	Entschlackung, Übersäuerung
24 Arsenum Jodatum	Haut, Allergien
25 Aurum Chloratum Natronatum	Tagesrhythmus, Weibliche Fortpflanzung
26 Selenium	Leber, Blutgefäße
27 Kalium Bichromicum	Blut, Zuckerstoffwechsel

Ergänzungsmittel nach Joachim Broy

Außerdem gibt es weitere 7 Ergänzungssalze, die von dem Heilpraktiker Joachim Broy entwickelt wurden, und bislang nicht zu den offiziellen Ergänzungsmitteln zählen.

Man kann sie jedoch genauso anwenden wie andere Schüssler-Salze.

Sie sind in Apotheken als homöopathische Tabletten in der Potenz D6 erhältlich. Allerdings bieten nicht alle Homöopathie-Hersteller alle sieben Mittel an. Gegebenenfalls muss man manche Mittel von anderen Herstellern beziehen, teilweise auch ausländischen, z.B. Österreich.

Ergänzungsmittel nach Joachim Broy	Wirkt vor allem auf:
Natrium Fluoratum	Verdauung, Haut
Magnesium Fluoratum	Bewegungsapparat
Calcium Chloratum	Haut, Nerven
Ferrum Chloratum	Blut, Verdauungsorgane
Ferrum Sulfuricum	Blut
Magnesium Chloratum	Nervensystem, Verdauung
Magnesium Sulfuricum	Frauenbeschwerden, Verdauung

Wasser-Anwendungen

Wasser ist ein ebenso wirksames Heilmittel wie beispielsweise Heilpflanzen oder Homöopathie. Es hat jedoch den großen Vorteil, dass es in Mitteleuropa praktisch jederzeit verfügbar ist, selbst in Haushalten ohne Hausapotheke.

Behandlungen mit Wasser sind also eine sehr gute Möglichkeit, wenn man kein passendes Mittel in seiner Hausapotheke vorfindet und keine Gelegenheit hat, etwas einzukaufen.

Man kann Wasser-Behandlung aber natürlich auch ergänzend zu anderen Behandlungsmethoden einsetzen. Dann hat man einen verstärkten Heilungseffekt.

Der Pfarrer Sebastian Kneipp hat die Heilung mit Wasser zu einer eigenen Heilmethode entwickelt. Zu seinen Wasseranwendungen gehörten außer Bädern auch komplexe Güsse, Wassertreten und raffinierte Wickel.

Auf den folgenden Seiten werden Wasseranwendungen beschrieben, die sich einfach durchführen lassen und die als Ergänzung der Hausapotheke sehr nützlich sind.

Bäder

Medizinische Bäder sind eine intensive Heilanwendung.

Man kann sie mit reinem Wasser durchführen oder man fügt zur Verstärkung der Heilwirkung Kräuterauszüge, ätherische Öle oder andere Badezusätze hinzu.

Je nach Bedarf werden Bäder kalt, lauwarm oder warm durchgeführt. Über die Heilwirkung von Kälte und Wärme gibt es weiter hinten in diesem Buch noch ein extra Kapitel (siehe Wärme- und Kälteanwendungen).

Je nachdem, welcher Bereich des Körpers behandelt werden soll, macht man ein Vollbad oder ein Teilbad.

Vollbad

Bei einem Vollbad wird die ganze Badewanne mit Wasser gefüllt.

Meistens werden Vollbäder als warme Bäder durchgeführt. Das warme Wasser hat eine entspannende und durchblutungsfördernde Wirkung.

Ein Vollbad eignet sich beispielsweise dann, wenn die gesamte Haut von einem Problem betroffen ist, oder der gesamte Bewegungsapparat. Aber auch bei seelischen Problemen wie Stress oder Überarbeitung kann ein Vollbad gut helfen.

So bereiten Sie ein Vollbad zu:

* Lassen Sie das Wasser in die Badewanne einlaufen. Das Badewasser sollte zwischen 28°C und 37°C liegen.
* Fügen Sie eventuelle Badezusätze hinzu.
* Legen Sie sich in die Badewanne.
* Bleiben Sie 15 bis 20 Minuten in der Badewanne.
* Anschließend können Sie sich kalt abduschen, wenn Sie das mögen oder sich abhärten wollen.
* Trocknen Sie sich anschließend ab und legen Sie sich gut zugedeckt für eine gute Stunde ins Bett. In dieser Zeit kann das Vollbad nachwirken.

Für Hautprobleme eignen sich beispielsweise Kamille, Schafgarbe oder Lavendel als Zusatz. Gegen Kopfschmerzen, Erkältung oder zur Belebung kann man ein Bad mit Pfefferminze oder Rosmarin durchführen.

Zur Entspannung kann man ein Bad mit Lavendel durchführen.

Teilbad

Bei einem Teilbad wird nur ein kleiner Bereich des Körpers gebadet.

Meistens wird der Körperteil gebadet, mit dem man Gesundheitsprobleme hat, beispielsweise die Hände bei Handarthrose oder ein Sitzbad bei Frauenbeschwerden.

Man kann aber auch eine indirekte Wirkung durch ein Teilbad erzielen, beispielsweise ein warmes Fußbad bei drohender Blasenentzündung.

Wie auch beim Vollbad kann man auch beim Teilbad Kräutertees, Tinkturen, ätherische Öle oder ein fertiges Badepräparat verwenden.

Für ein Teilbad kann man eine große Schüssel oder eine kleine Wanne verwenden. Der zu badende Körperteil sollte hinein passen.

Ansonsten wird das Teilbad genau so durchgeführt wie das Vollbad.

Dampfbad - Inhalation

Ein Dampfbad ist eine Sonderform eines Bades, denn man badet nicht im Wasser, sondern setzt sich dem Dampf von heißem Wasser aus.

Am häufigsten wird ein Gesichtsdampfbad zur Inhalation durchgeführt. Es hilft gegen Erkältungen, verstopfte Nase und Nebenhöhlenentzündungen. Auch gegen unreine Haut kann ein Gesichtsdampfbad helfen.

Traditionell wird ein Dampfbad meistens mit Kamille durchgeführt. Man kann auch ätherisches Pfefferminzöl in geringen Mengen verwenden.

So führen Sie ein Dampfbad durch:

Legen Sie ein großes Handtuch, eine hitzefeste Schüssel und Kräuter, z.B. Kamillenblüten bereit.

Geben Sie eine kleine Handvoll Kräuter in die Schüssel. Als Alternative zu Kräutern können Sie auch Meersalz verwenden.

Bringen Sie Wasser zum kochen.

- Stellen Sie die Schüssel auf einen Tisch auf eine hitzefeste Unterlage, z.B. ein Holzbrett.
- Gießen Sie das kochende Wasser über die Kräuter in die Schüssel.
- Setzen Sie sich an den Tisch und beugen Sie sich über die Schüssel.
- Bedecken Sie Kopf und Oberkörper mit dem Handtuch, damit der Dampf sich darunter sammeln kann.
- Nähern Sie sich dem heißen Wasser so dicht, wie Sie die Temperatur gerade noch aushalten.
- Atmen Sie ruhig und tief. Der Dampf und die Kräuter-Wirkstoffe dringen in die Atemwege vor und helfen dort gegen Entzündungen und Infektionen. Die Atemwege werden befreit. Auch Entzündungen der Haut werden gelindert.

Güsse

Güsse mit Wasser werden heutzutage eher selten durchgeführt, außer nach der Sauna, wo man meistens einen dicken Schlauch vorfindet, mit dem man sich kalt abgießen kann.

Mit Güssen kann man jedoch auf einfache Weise sehr schnell eine heilsame Wirkung erzielen.

Armgüsse

Das Waschbecken bietet eine besonders einfache Möglichkeit für Hand- und Armgüsse.

Dazu muss man einfach nur das Wasser aufdrehen und die zu behandelnde Hand oder Arm darunter halten.

Kalte Hand- und Armgüsse eignen sich beispielsweise bei leichten Verbrennungen als Sofortbehandlung. Für eine wirksame Linderung der Verbrennungsfolgen sollte man etwa 10 Minuten lang kaltes Wasser über eine frische Brandwunde laufen lassen. Das gilt natürlich nur für überschaubare Brandverletzungen. Bei extremen Verbrennungen kann nur die sofortige Aufnahme in ein spezielles Krankenhaus helfen.

Armgüsse helfen aber auch in viel harmloseren Situationen. Wenn man sich schlapp und kraftlos fühlt, oder wenn einem im Sommer einfach zu heiß ist, können kalte Armgüsse kleine Wunder wirken. Dazu hält man einfach die Unterarme unter fließendes Wasser im Waschbecken. Eine Minute und man fühlt sich deutlich erfrischt.

Warme Armgüsse können helfen, wenn man kalte Finger hat. Aber in diesem Fall kann ein warmes Handbad oder warme Bekleidung von Oberkörper, Armen und Händen noch intensiver wirken, weil sie länger einwirken.

Güsse für Beine und den ganzen Körper

Die Beine und den vollständigen Körper kann man kaum im Waschbecken übergießen. Dafür eignet sich jedoch die Dusche oder die Badewanne.

Traditionell wurden Güsse häufig mit einer großen Kanne durchgeführt. Dafür könnte man heutzutage eine umfunktionierte Gießkanne einsetzen.

Doch viel einfacher ist es, die Dusche für Güsse umzubauen. Manche Duschköpfe haben eine extra Funktion für Güsse, bei der die gesamte Wassermenge zu einem Strahl gebündelt wird. Bei solchen Duschen muss man einfach nur am Duschkopf drehen, bis das Wasser im Strahl kommt.

Bei einfacheren Duschköpfen schraubt man den Duschkopf am besten ab, bis man den Duschschlauch in der Hand hat. Mit dem Schlauch kann man Güsse durchführen.

Die korrekte Durchführung von Güssen ist eine Kunst. Für den Hausgebrauch reicht es zu wissen, dass man sich immer von außen nach innen vorarbeitet und von unten nach oben.

Güsse

Bei kalten Güssen sollte man vorher warm sein, damit man nicht durchfriert.

Kalte Güsse eignen sich beispielsweise bei stumpfen Verletzungen der Beine, die zum Anschwellen neigen.

Warme Güsse eignen sich bei Überlastung der Beine durch intensiven Sport und bei Rückenschmerzen.

Selbst Kopfschmerzen lassen sich manchmal durch einen warmen Nackenguss lindern, wenn die Schmerzen durch Verspannungen verursacht wurden.

Wenn man es ganz einfach haben will, kann man schmerzende Körperbereiche auch einfach gründlich abduschen. Je nach Bedarf kalt oder warm. Das ist zwar keine klassische Kneipp'sche Methode, kann aber durchaus helfen.

Eine kalte Abduschung des ganzen Körper stärkt die Abwehrkräfte und belebt ungemein.

Wechselduschen

Wechselduschen könnte man im erweiterten Sinne zu den Güssen zählen.

Beim Wechselduschen wechselt man ab zwischen warmer und kalter Dusche. Durch die Aufwärmung von der warmen Dusche hält man die kalte Dusche besser aus.

Durch Wechselduschen erreicht man eine ähnliche Abhärtung wie durch reine Kaltduschen, aber die Anwendung ist deutlich milder.

Der wechselnde Kältereiz sorgt für bessere Abwehrkräfte und eine stärkere Lebenskraft.

Am besten beendet man jede Dusche mit ein oder zwei Runden Kaltdusche. Diese Maßnahme kostet kaum Zeit und verbessert das Wohlbefinden ganz deutlich.

Wickel und Umschläge

Mit Wickeln und Umschlägen kann man auf einfache Weise eine Vielzahl von Krankheiten behandeln.

Diese Heilmethode hat eine jahrhundertelange Tradition und kann immer noch sehr hilfreich sein, obwohl Wickel heutzutage als etwas altmodisch gelten.

Grundausstattung für Wickel und Umschläge

Mit einfachen Mitteln kann man Umschläge und Wickel durchführen. Dennoch ist es sinnvoll, diese Grundausstattung immer griffbereit zu haben, damit man im Fall der Fälle nicht erst lange suchen muss.

Man kann sich in Apotheken auch ein extra Set für Wickel kaufen, in der Praxis reicht aber auch eine selbst zusammengestellte Ausstattung.

Wickel und Umschläge bestehen meistens aus drei Schichten:

- **Innentuch**: wahlweise aus Baumwolle, Leinen oder Küchenkrepp. Dieses Tuch wird in Kräutertee, Tinktur oder Wasser getaucht und ist daher feucht.
- **Zwischentuch**: wahlweise aus Molton (dicke Baumwolle) oder Plastikfolie. Schützt die Umgebung vor Feuchtigkeit oder Verschmutzung durch das Innentuch.
- **Außentuch**: wahlweise aus Wolle, Flanell oder Frottee. Umschließt den ganzen Wickel und hält die Wärme im Innern des Wickels.

Die Grundausstattung für Wickel und Umschlage hat sich im Laufe der Jahrzehnte deutlich verändert. Früher spielte mindestens ein Wolltuch eine wichtige Rolle bei Wickeln. Heutzutage nimmt man häufig stattdessen ein dickes Handtuch und bei Bedarf eine Plastikfolie, um die Feuchtigkeit des Wickels von der Umgebung abzuhalten.

Die Größe der jeweiligen Tücher hängt vom Anwendungszweck ab. Ein Wickel um den ganzen Leib braucht naturgemäß größere Tücher als ein Wickel um ein schmerzendes Handgelenk.

Für Umschläge werden häufig nur kleine Tücher gebraucht und ein Mullverband zum Fixieren des Umschlags am Körper. Manche kleinen Umschläge kann man auch mit ein paar Pflasterstreifen festkleben.

Warmer Umschlag und Wickel

Warme Umschläge sollten so heiß wie möglich sein, ohne die Haut zu verbrennen.

Solch ein Umschlag hat dann eine erwärmende, entspannende und beruhigende Wirkung.

Daher helfen warme Umschläge besonders gut gegen alle Beschwerden, die mit Verkrampfungen einhergehen, also beispielsweise Rückenschmerzen oder Bauchkrämpfe.

Wenn eine heiße Schwellung vorliegt, beispielsweise bei einer Verstauchung, ist ein warmer Umschlag eher nicht zu empfehlen.

Auch bei hochakuten Entzündungen kann ein warmer Umschlag manchmal zu viel Hitze an die entzündete Stelle bringen. Eine Ausnahme stellen hier Blasenentzündungen dar, die meistens auch in der akuten Phase günstig auf warme Umschläge reagieren. Im Zweifelsfall muss man ausprobieren, ob man warm oder kalt besser verträgt.

Ein warmer Umschlag sollte 30 Minuten bis mehrere Stunden einwirken.

So führt man einen warmen Wickel durch:

- Wärmen Sie das Außentuch und das Zwischentuch mithilfe einer Wärmflasche vor.
- Legen Sie, falls nötig, eine wasserfeste Unterlage auf das Bett in Höhe der zu behandelnden Körperstelle.
- Breiten Sie ein Außentuch auf dem Bett aus.
- Legen Sie ein Zwischentuch auf das Außentuch.
- Gießen Sie Wasser in eine kleine Schüssel. Das Wasser sollte so heiß sein, dass man sich beim hinein fassen gerade nicht verbrennt.
- Tauchen Sie das Innentuch in das heiße Wasser.
- Wringen Sie das Innentuch leicht aus.
- Überprüfen Sie die Temperatur des Innentuchs mit dem eigenen Unterarm.
- Legen Sie das Innentuch auf das Zwischentuch.
- Lassen Sie den Patienten sich auf das Bett legen mit der zu behandelnden Stelle auf der Mitte des Wickels.
- Wickeln Sie das Innentuch um die Körperstelle.
- Wickeln Sie das Zwischentuch um das Innentuch.
- Wickeln Sie das Außentuch um das Zwischentuch.
- Decken Sie den Patienten gut mit einer leichten Decke zu.

73

- Lassen Sie den Wickel 30 Minuten bis mehrere Stunden einwirken.
- Nehmen Sie den Wickel dann wieder ab.
- Nach dem Wickel sollte der Patient mindestens eine halbe Stunde in Ruhe liegen bleiben.

Kalter Umschlag und Wickel

Kalte Umschläge wirken zusammenziehend auf Schwellungen, sodass sie eine abschwellende Wirkung haben.

Heiße, entzündliche Prozesse können durch einen kalten Umschlag gekühlt und dadurch verringert werden. Bekannt sind kalte Wickel vor allem als Wadenwickel gegen Fieber.

Ein kalter Umschlag hat eine Temperatur zwischen 18°C und 23°C. Ein kühler bzw. lauwarmer Umschlag kann bis zu 30°C haben.

Nur wenn er kurz eingesetzt wird, hat er eine deutliche kühlende Wirkung. Nach etwa 15 Minuten sollte man solch einen kalten Umschlag entfernen oder durch einen neuen kalten Umschlag ersetzen.

Wenn man einen kalten Umschlag länger einwirken lässt, zwischen 45 und 90 Minuten, wärmt er sich auf, und die Wirkung verändert sich. Es kommt nach einer Weile zu einer stärkeren Durchblutung und dadurch zu einer Erwärmung von innen heraus. Solch ein lang einwirkender kalter Umschlag kann beispielsweise gegen Kopfschmerzen helfen.

Merke:

- 15 Minuten kalter Wickel: wirkt kühlend.
- 45 - 90 Minuten kalter Wickel: wirkt durchblutungsfördernd.

So führt man einen kalten Wickel durch:

- Legen Sie, falls nötig, eine wasserfeste Unterlage auf das Bett in Höhe der zu behandelnden Körperstelle.
- Breiten Sie ein Außentuch auf dem Bett aus.
- Legen Sie ein Zwischentuch auf das Außentuch.
- Gießen Sie Wasser in eine kleine Schüssel. Das Wasser sollte je nach Bedarf zwischen 18°C und 23°C sein.
- Tauchen Sie das Innentuch in das kalte bzw. lauwarme Wasser.
- Wringen Sie das Innentuch leicht aus.
- Legen Sie das Innentuch auf das Zwischentuch.

- Lassen Sie den Patienten sich auf das Bett legen mit der zu behandelnden Stelle auf der Mitte des Wickels.
- Wickeln Sie das Innentuch um die Körperstelle. **Achtung!** Beim Halswickel sollte man nicht zu straff wickeln.
- Wickeln Sie das Zwischentuch um das Innentuch.
- Wickeln Sie das Außentuch um das Zwischentuch.
- Decken Sie den Patienten gut mit einer leichten Decke zu.
- Lassen Sie den Wickel 15 Minuten bis 90 Minuten einwirken, je nachdem, welche Wirkung Sie erzielen wollen.
- Nehmen Sie den Wickel dann wieder ab.
- Wiederholen Sie die Anwendung nach etwa einer Stunde falls nötig, wenn Sie zuvor einen kurzen Wickel angewendet hatten.
- Nach dem Wickel sollte der Patient mindestens eine halbe Stunde in Ruhe liegen bleiben.

Wadenwickel

Der bekannteste Wickel ist der Wadenwickel. Man wendet ihn vor allem an, um Fieber zu senken. Falls das nicht möglich ist, soll der Wadenwickel zumindest das weitere Ansteigen des Fiebers verhindern.

Außerdem verbessern Wadenwickel das Befinden des Kranken.

Fieber ist jedoch zunächst sehr wichtig für den Heilungsvorgang. Es sollte daher nur gesenkt werden, wenn es zu hoch ansteigt, beispielsweise über 39°C, bei kleinen Kindern sogar erst über 39,5°C.

Der Wadenwickel ist nur dann sinnvoll, wenn der Patient das Fieber nicht nur im Inneren hat, sondern wenn die heiße Körpertemperatur schon nach außen gedrungen ist, der Kranke also vor Hitze glüht.

Weitere Anwendungsmöglichkeiten für Wadenwickel sind:

- Schlafstörungen
- Krampfadern
- Kopfschmerzen
- Durchblutungsstörungen in den Beinen

So führt man einen Wadenwickel durch:

- Legen Sie, falls nötig, eine wasserfeste Unterlage auf das Bett in Höhe der Unterschenkel.

- Breiten Sie zwei Außentücher auf dem Bett aus, für jeden Unterschenkel eines.
- Legen Sie zwei Zwischentücher auf das jeweilige Außentuch, sodass es ein wenig übersteht.
- Gießen Sie Wasser in eine kleine Schüssel. Das Wasser sollte mit etwa 30°C lauwarm sein.
- Wenn das Wasser zu kalt ist, wirkt es einerseits zu schockartig und andererseits verengen sich die Blutgefäße so stark, dass die Körperwärme nicht gut abtransportiert werden kann.
- Tauchen Sie die Innentücher in das lauwarme Wasser.
- Wringen Sie die Innentücher leicht aus.
- Legen Sie die Innentücher auf das Zwischentuch.
- Lassen Sie den Patienten sich auf das Bett legen mit den Unterschenkeln jeweils auf der Mitte des Wickels.
- Wickeln Sie die Innentücher straff um die Unterschenkel. Bei sehr kleinen Kindern kann man die ganzen Beine umwickeln.
- Wickeln Sie die Zwischentücher um die Innentücher.
- Wickeln Sie die Außentücher um die Zwischentücher.
- Decken Sie den Patienten gut mit einer leichten Decke zu.
- Eine zu dicke Decke steigert eher das Fieber, daher sollte die Decke nur leicht sein.
- Lassen Sie den Wickel 15 Minuten einwirken.
- Nehmen Sie den Wickel dann wieder ab.
- Wiederholen Sie die Anwendung nach etwa einer Stunde falls nötig.
- Bei Fieber sollte der Kranke im Bett liegen bleiben, bis die fieberhafte Erkrankung wieder vorbei ist.
- Bei anderen Anwendungsgründen für den Wadenwickel sollte der Patient nach dem Wickel eine halbe Stunde in Ruhe liegen bleiben.

Durchführung eines Kräuter-Umschlags

Ein Kräuter-Umschlag wird folgendermaßen durchgeführt:

- Bereiten Sie einen starken Tee aus der Heilpflanze Ihrer Wahl zu, beispielsweise Ringelblume bei schlecht heilenden Wunden.
- Alternativ dazu können Sie Tinktur (z.B. Schwedenkräuter) mit etwas heißem, Wasser verdünnen oder auch unverdünnt einsetzen. Bei unverdünnter Tinktur sollte man die zu behandelnde Körperstelle vor Auflegen des Umschlags mit einer Fettsalbe gut eincremen, um die Haut vor Austrocknung zu schützen.

- Waschen Sie sehr gründlich Ihre Hände.
- Tauchen Sie das Innentuch in den Tee bzw. die Tinktur, bis es ganz vollgesogen ist.
- Wringen Sie das Innentuch aus, so dass es nicht mehr tropft, aber noch gut durchfeuchtet ist.
- Legen Sie das Innentuch auf die zu behandelnde Stelle.
- Legen Sie das Zwischentuch (Plastikfolie) auf das Innentuch. Das Zwischentuch sollte etwas größer sein als das Innentuch.
- Legen Sie das Außentuch, z.B. ein Frotteehandtuch oder einen trockenen Frotteewaschlappen auf das Zwischentuch.
- Befestigen Sie das Außentuch mit einem Mullverband oder Pflaster.
- Lassen Sie den Umschlag mehrere Stunden oder über Nacht einwirken.
- Entfernen Sie den Umschlag anschließend.
- Lassen Sie die behandelte Haut trocknen.
- Wiederholen Sie die Umschlagsbehandlung bei Bedarf mehrfach, bis eine Besserung eintritt.

Außer der Kräuterwirkung erzielt man mit einem Umschlag zusätzlich noch eine durchblutungsfördernde Wirkung. Je nachdem, ob der Umschlag warm oder kalt ist, hat er noch weitere Wirkungen, die auf dem Temperatur-Reiz beruhen.

Wärme- und Kälteanwendungen

Wie schon bei den Wasseranwendungen beschrieben, kann man mit Wärme und Kälte sehr gute Heilwirkungen erzielen.

Sowohl Hitze als auch Kälte fördern die Durchblutung.

Nachfolgend werden Kälte und Wärmeanwendungen beschrieben, die nicht in den Bereich der Wasseranwendungen gehören (siehe Wasser-Anwendungen).

Anwendungsgebiete für warme Anwendungen

Hitze wirkt entkrampfend und beschleunigend auf Heilungsvorgänge. Sie eignet sich beispielsweise zur Behandlung von Muskelverkrampfungen und vielen Problemen der Bauchorgane.

Hier einige Beispiele für Anwendungsgebiete, bei denen Wärme hilft:

- Blähungen
- Blasenentzündung
- Darmkrämpfe
- Gallenkolik
- Hexenschuss
- Knieschmerzen, wenn Wärme gut tut
- Kopfschmerzen durch Nackenverspannungen
- Muskelkater
- Nackenschmerzen
- Periodenkrämpfe
- Rheuma
- Rückenschmerzen
- Verspannungen

Anwendungsgebiete für kalte Anwendungen

Kälte wirkt schmerzlindernd und sie verringert Schwellungen. Dadurch eignen sich Kälteanwendungen zur Behandlung von frischen stumpfen Verletzungen wie Verstauchungen und Prellungen.

Kälte wirkt aber auch durchblutungsfördernd, sodass eine indirekte Wärmewirkung von innen heraus entsteht. Das ermöglicht weitere Anwendungen von Kälte.

Hier einige Beispiele für Anwendungsgebiete, bei denen Kälte hilft:

- Beulen
- Blaue Flecken
- Insektenstiche
- Kopfschmerzen
- Knieschmerzen bei heißem Knie
- Migräne
- Nasenbluten
- Prellungen
- Verstauchungen
- Zahnschmerzen (z.b. nach dem Zähneziehen)

Wärmflasche

Die Wärmflasche ist ein Klassiker unter den Wärmeanwendungen. Mit ihr kann man zahlreiche Gesundheitsbeschwerden lindern.

Bei den meisten Arten von Bauchschmerzen kann eine Wärmflasche schnelle Besserung bringen. Man legt die Wärmflasche einfach auf den Bereich des Bauches, der schmerzt. Auch gegen Rückenschmerzen kann eine Wärmflasche oft helfen, denn die meisten Rückenschmerzen hängen mit verkrampften Muskeln zusammen. Dazu legt man sich auf die Wärmflasche oder steckt die Wärmflasche in eine Stofftasche, die man an der Stuhllehne befestigt.

Natürlich hilft eine Wärmflasche auch gegen kalte Füße und zum schnellen Aufwärmen bei Unterkühlung.

Eine Wärmflasche sollte man mit heißen, aber nicht kochendem Wasser füllen. Sie sollte nicht prall voll sein, sondern nur leicht gefüllt. Am besten umwickelt man sie mit einem dünnen Handtuch, damit die Hitze sanft wirken kann.

Gelpackungen - Gelkompressen

Für Wärme- und Kälteanwendungen gibt es seit einigen Jahren sogenannte Gelpacks, auch Kaltwarm-Kompresse genannt. Das sind wiederverwendbare Plastikbeutel, die eine meist blaue Gelmasse enthalten.

Je nach Bedarf kann man diese Kompressen erhitzen oder abkühlen.

Erhitzen:

Zum Erhitzen legt man die Kompresse einige Minuten in heißes Wasser (ca. 80°C). Anschließend nimmt man die Kompresse mithilfe einer Greifzange o.ä. aus dem heißen Wasser.

Oder man legt die Kompresse in die Mikrowelle und schaltet sie auf niedrigster Stufe (Auftaustufe) für 1-3 Minuten ein.

Danach muss man unbedingt die Temperatur der Kompresse überprüfen, denn sie sollte nicht zu heiß sein.

Abkühlen:

Im Kühlschrank kann man die Kompresse abkühlen, sodass sie angenehm kühl wird.

Dazu muss sie mehrere Stunden im Kühlschrank liegen.

Einfrieren:

Um eine starke Kühlwirkung zu erreichen, kann man die Kompresse einfrieren. Dazu legt man sie mehrere Stunden ins Eisfach, bis sie gefroren ist.

Anwenden:

Vor der Anwendung steckt man die Kompresse in den meist mitgelieferten Stoffbeutel oder wickelt sie in ein dünnes Tuch.

Dann legt man die Kompresse auf die zu behandelnde Stelle.

Wenn die Wärme- bzw. Kältewirkung nachlässt, beendet man die Anwendung. Bei Bedarf kann man die Anwendung wiederholen.

Wärmepflaster

Wärme kann man auch durch wärmende Pflaster wirken lassen.

Solche Wärmepflaster eignen sich vor allem zur Behandlung von Verspannungen von Rücken oder Nacken.

Mithilfe solcher Pflaster kann man die Heilungszeit, beispielsweise eines Hexenschusses, deutlich verkürzen.

Wärmepflaster enthalten Substanzen, die hautreizend wirken und dadurch eine Wärmewirkung erzielen.

Wer eine sehr empfindliche Haut hat oder empfindlich auf intensive Anwendungen reagiert, kann eventuell Probleme mit solchen Wärmepflastern bekommen. Für die meisten Menschen sind sie jedoch gut verträglich.

Wickel und Umschläge

Das Wärmepflaster wird auf den verkrampften Körperbereich aufgeklebt. Dort bleibt es mehrere Stunden, je nach Gebrauchsanleitung des jeweiligen Pflasters.

Wärmegürtel

Alternativ zum Pflaster gibt es auch Gürtel, die sich selbst erwärmen und nicht über einen Reizstoff wirken.

Solche Gürtel, die es auch zum Aufkleben für den Nacken gibt, kann man anwenden, wenn man die Pflaster nicht verträgt, oder mit der Wärmeanwendung zwischendrin kurz pausieren will, denn man kann den Wärmegürtel abnehmen und später wieder anlegen.

Die Wärmewirkung solcher Gürtel hält etwa acht Stunden an. Danach wird der Gürtel allmählich wieder kälter.

Wärmegürtel sind eine sehr angenehme Möglichkeit, um beispielsweise einen Hexenschuss zu behandeln.

Sie sind jedoch nicht ganz billig. Die Alternative zu Wärmegürteln sind warme Gel-Kompressen, die jedoch mehr auftragen als die dünnen Gürtel und auch nicht so lange wärmen.

Wärmecreme

Zur Wärmeanwendung über die Haut gibt es auch wärmende Cremes. Diese Cremes enthalten Wirkstoffe, ähnlich wie die Pflaster, die die Haut so reizen, dass sie sich erwärmt.

Es gibt Wärmecreme verschiedener Hersteller mit unterschiedlichen Wirkstoffen. Wenn man eine Creme nicht verträgt, kann man es mit einem Alternativ-Produkt versuchen. In Drogerien werden relativ sanft wirkende Wärmecremes angeboten, in Apotheken erhält man stärker wirkende.

Eine Wärmecreme wird dünn auf die zu behandelnde Stelle aufgetragen und einmassiert.

Danach sollte man sich die Hände sehr gründlich waschen, denn sonst erhitzt sich auch die Hand. Außerdem kommt ohne Waschen alles, was man anfasst, mit der Creme in Berührung, was zu unerwünschten Effekten, z.B. Augenreizung, führen kann.

Einige Minuten nach dem Auftragen wird der eingecremte Bereich immer wärmer.

Die Wärmewirkung hält meistens mehrere Stunden an.

Sicherheitshalber sollte man die Wirkung solcher Wärmecremes erst an einer kleinen Hautstelle ausprobieren, bevor man größere Bereiche damit eincremt.

Eiskühlung

Eispackungen können gut helfen, wenn man sich frisch verletzt hat. Bei Verstauchungen. Prellungen und Quetschungen verringern sie die Schwellung. Auch bei manchen Insektenstichen können sie helfen. Manche Arten von Kopfschmerzen werden gelindert, wenn man eine Eispackung auf Stirn und Schläfen legt.

Für die Eiskühlung kann man einen Plastikbeutel mit Eiswürfeln füllen, gut verschließen, mit einem dünnen Tuch umhüllen und auf die zu behandelnde Stelle legen.

Wenn die Kühlwirkung nachlässt, kann man bei Bedarf neue Eiswürfel verwenden.

Hausmittel

Hausmittel haben oft eine erstaunlich gute Heilwirkungen bei Alltags-Krankheiten.

Sie sind oft seit Jahrhunderten bewährt und vielseitig einsetzbar.

Manche Hausmittel finden sich normalerweise auch in der Küche, und man kommt zunächst gar nicht auf die Idee, dass man sie auch medizinisch einsetzen kann.

Schwedenkräuter

Schwedenkräuter sind eine Kräutermischung mit zahlreichen stark wirkenden Heilpflanzen, die als Tinktur angesetzt werden.

Die meisten der verwendeten Kräuter in dieser Mischung sind bitter, weshalb man auch von Schwedenbitter spricht.

Die Mischung des kleinen Schwedenbitters setzt sich aus folgenden Kräutern zusammen: Aloe, Myrrhe, Safran, Sennesblätter, Naturkampfer, Zitwerwurzel, Manna, Eberwurzel, Angelikawurzel, Rhabarberwurzel und Theriak venezian, seinerseits eine Kräutermischung.

Der große Schwedenbitter enthält noch mehr verschiedene Kräuter, ist aber milder in der Anwendung.

Schwedenkräuter wirken abführend, verdauungsanregend, stoffwechselfördernd, antibakteriell, entzündungshemmend, schmerzstillend und kühlend.

Man kann sie innerlich und äußerlich für eine Vielzahl von Krankheiten und Gesundheitsbeschwerden einsetzen, beispielsweise:

* Appetitlosigkeit
* Blaue Flecken
* Entzündungen
* Erkältung
* Furunkel
* Gelenkschmerzen
* Kopfschmerzen
* Magenbeschwerden
* Menstruationsbeschwerden
* Schlafstörungen
* Schmerzen

- Verletzungen
- Verstopfung
- und viele mehr

Innerliche Anwendung

Die innerliche Anwendung des kleinen Schwedenbitters ist für einen empfindlichen Magen oft zu heftig, obwohl man ihn prinzipiell verdünnt anwendet. Daher kann dann den großen Schwedenbitter nutzen oder man nutzt die Schwedenkräuter nur für die äußerliche Anwendung.

Wenn man die Schwedenkräuter innerlich verträgt, dann kann man ein bis drei Mal täglich einen Teelöffel verdünnt mit Wasser einnehmen.

Äußerliche Anwendung

Äußerlich kann man die Schwedenkräuter zu Einreibungen oder für Umschläge nutzen. Bevor man die Schwedenkräuter anwendet, sollte man die Haut mit einer Fettsalbe schützen, z.B. mit Ringelblumen-Salbe.

Eine Anleitung für einen Umschlag mit Schwedenkräutern finden Sie im Bereich Durchführung eines Kräuter-Umschlags.

Weitere Infos: www.heilen-mit-schwedenkraeutern.de

Propolis

Propolis ist ein Kittharz, das von den Bienen hergestellt wird, um den Bienenstock zu schützen und sich selbst zu heilen.

Beim Propolis handelt es sich um eine harzige Substanz, die zahlreiche ätherische Öle, Flavonoide und andere stark wirkende Stoffe enthält.

Bienen gewinnen das Propolis aus Pflanzenharz, beispielsweise von den harzigen, duftenden Pappelknospen. Auch aus Knospen und Zweigen von Birke, Weide, Erle und anderen Baumarten wird Propolis gewonnen. Je nach Ursprungs-Baum riecht und wirkt das Propolis etwas anders, auch die Farbe kann unterschiedlich hell sein. Die generelle Wirkung des Propolis ist jedoch gleich, unabhängig von der Baumart.

Der Bienenstock wird von den Bienen mit Propolis abgedichtet, um unerwünschte Eindringlinge fern zu halten. So hilft Propolis auch dabei, eventuell eingedrungene Krankheitserreger abzutöten und kranke Bienen zu heilen.

Propolis

Wie die Bienen durch Propolis geheilt werden können, kann es auch bei der Heilung von Menschen helfen.

Man kann das Propolis-Harz einfach kauen, meistens wird es jedoch als Tinktur zubereitet. Diese Tinktur kann man verdünnt oder unverdünnt sowohl innerlich als auch äußerlich anwenden.

Propolis wirkt antibakteriell, antiviral, pilztötend, entzündungshemmend, immunstärkend, schmerzlindernd und wundheilend.

Daher kann man Propolis gegen eine Vielzahl von Krankheiten und Gesundheitsbeschwerden einsetzen, beispielsweise:

- Akne
- Asthma
- Blasenentzündung
- Bronchitis
- Darmentzündung
- Erkältung
- Hautentzündungen
- Magenentzündung
- Mandelentzündung
- Nebenhöhlenentzündung
- Neurodermitis
- Offene Beine
- Zahnfleischentzündung
- und viele mehr.

Generell kann man sich als Faustregel merken, dass Propolis bei Infektionen und allen Arten von Entzündungen helfen kann.

Eine kleine Flasche mit Propolis-Tinktur in der Hausapotheke kann sehr hilfreich sein und für vielerlei Zwecke eingesetzt werden.

Im Handel gibt es auch Propolis-Produkte zum Mundspülen, als Zahnpasta, als Bonbons und als Kapseln zur innerlichen Behandlung.

Weitere Infos: www.heilen-mit-propolis.de

Honig

Honig ist in erster Linie ein Nahrungsmittel, aber man kann ihn auch als Heilmittel nutzen. Das ist sehr praktisch, denn mit dem Honig in der Küche hat man gleich eine Ergänzung der Hausapotheke zur Hand.

Honig wird von den Bienen aus dem Nektar und dem Honigtau von Pflanzen gewonnen, um damit das Bienenvolk zu ernähren. Je nach eingesammelter Pflanzenart hat der Honig nicht nur eine unterschiedliche Konsistenz, sondern auch einen unterschiedlichen Geschmack und verschiedene Inhaltstoffe.

Ein Thymian-Honig, der vorwiegend aus Thymianblüten gewonnen wird, hilft also noch etwas besser gegen Husten als ein durchschnittlicher Honig aus Mischblüten.

Generell wirkt Honig antibakteriell, entzündungshemmend, abwehrstärkend und kräftigend.

Man kann ihn beispielsweise gegen folgende Erkrankungen und Gesundheitsprobleme einsetzen:

* Abwehrschwäche
* Asthma
* Bronchitis
* Erkältung
* Furunkel
* Halsschmerzen
* Heiserkeit
* Hautentzündungen
* Husten
* Lippenentzündung
* Schlaflosigkeit
* Stress
* Wunden

Achtung! Kein Honig für Babies, wegen eventuellen Botulinumsporen.

Manuka-Honig

Ein besonders heilkräftiger Honig ist der Manuka-Honig aus Neuseeland. Die Manuka-Pflanze ist verwandt mit dem Teebaum und hat wie dieser stark antibiotische Eigenschaften. Dieser Honig wird in sterilisierter Form sogar von der Schulmedizin als Heilmittel eingesetzt.

Heiße Milch mit Honig

Besonders beliebt ist das Hausmittel heiße Milch mit Honig. Es hilft gegen Husten und Schlaflosigkeit.

Um eine heiße Milch mit Honig zuzubereiten, erhitzt man etwas Milch auf warme Trinktemperatur. Nach dem Erhitzen rührt man einen Teelöffel Honig in die Milch. Dann trinkt man sie in kleinen Schlucken.

Honig-Umschlag

Mit einem Honig-Umschlag kann man Furunkel und andere Abszesse zum Reifen und Abheilen bringen.

Für einen Honig-Umschlag gibt man eine kleine Menge Honig auf eine saubere Kompresse. Diese Kompresse legt man auf den Furunkel und befestigt sie mit einem Verband. Diesen Honig-Umschlag lässt man über Nacht einwirken. Anschließend wird der klebrige Honig abgewaschen.

Heiße Zitrone

Eine heiße Zitrone ist ein beliebtes Hausmittel bei Erkältung und Grippe.

Die Zitrone enthält viel Vitamin C, das die Abwehrkräfte anregt.

Damit die heiße Zitrone nicht so sauer schmeckt, wird sie meistens mit Zucker oder Honig gesüßt. Honig hat den Vorteil, dass er zusätzliche Heilkräfte hat und die Wirkung der heißen Zitrone dadurch verstärkt.

So bereiten Sie eine heiße Zitrone zu:

- Erhitzen Sie Wasser, bis es knapp siedet. Es sollte nicht kochen, sondern nur etwa 60°C erreichen, damit die Wirkstoffe von Zitrone und Honig nicht zerstört werden.
- Pressen Sie währenddessen eine ganze Zitrone aus.
- Geben Sie den Zitronensaft in eine Tasse.
- Gießen Sie das heiße Wasser hinzu.
- Fügen Sie auf Wunsch einen Teelöffel Honig hinzu.
- Rühren Sie die heiße Zitrone gut um, damit sich der Honig löst und die anderen Zutaten vermischen.
- Trinken Sie die heiße Zitrone in kleinen Schlucken, solange sie noch heiß ist.

Heilerde

Heilerde besteht aus feinem Löß (Flugsand). Sie wirkt vor allem mithilfe ihrer superfeinen Partikel, die für eine sehr große Oberfläche sorgen.

So gelingt es der Heilerde Schadstoffe, Flüssigkeiten, Säuren, Fette und Krankheitserreger zu binden.

Heilerde zu äußerlichen Anwendung

Äußerlich angewendet fördert Heilerde die Durchblutung und zieht überschüssige Gewebsflüssigkeit aus dem Körper.

Um Heilerde äußerlich anzuwenden, wird sie meistens mit kaltem oder warmem Wasser zu einem Brei angerührt. Dann wird sie auf die Haut aufgetragen oder als Umschlag angewendet.

Beispielsweise kann man mit Heilerde eine Maske gegen Akne durchführen. Dazu wird warmer Heilerdebrei auf das Gesicht aufgetragen und so lange einwirken gelassen, bis die Heilerde angetrocknet ist. Dann wird die Heilerde sanft abgerubbelt und das Gesicht mit viel Wasser abgewaschen.

Für einen Heilerde-Umschlag verwendet man auch Heilerde-Brei, je nach Bedarf kalt oder warm. Die Heilerde wird auf die zu behandelnde Stelle dick aufgetragen und mit einem Tuch bedeckt. Bei Bedarf kann man noch weitere Tücher oder Plastikfolien auflegen. Der Umschlag wird mit Pflastern oder einer Mullbinde fixiert, wenn man ihn nicht im Liegen einwirken lassen will.

Die äußerliche Anwendung von Heilerde eignet sich beispielsweise für folgende Gesundheitsprobleme:

- Akne
- Allergien
- Arthrose
- Cellulite
- Ekzeme
- Entzündungen
- Furunkel
- Halsschmerzen
- Hautentzündungen
- Juckreiz
- Krampfadern

- Neurodermitis
- Rheuma
- Prellungen
- Quetschungen
- Verspannungen
- Verstauchungen

Heilerde zur innerlichen Anwendung

Für die innerliche Anwendung wird Heilerde besonders fein gemahlen. Sie hat dann eine ganz besonders große Oberfläche. In Magen und Darm kann die feine Heilerde dadurch überschüssige Magensäure binden, Nahrungsfette aufsaugen, insbesondere Cholesterin und Schadstoffe unschädlich machen.

Die innerliche Anwendung von Heilerde eignet sich beispielsweise für folgende Gesundheitsprobleme:

- Blähungen
- Durchfall
- Erhöhte Cholesterinwerte
- Magenschmerzen
- Sodbrennen
- Völlegefühl

Heilerde wird innerlich folgendermaßen angewendet:

- Bei Verdauungsbeschwerden und zur Bindung von Schadstoffen nimmt man die Heilerde 2 bis 3 mal täglich ein. Bei Durchfall kann man sie bis zu 5 mal anwenden.
- Rühren Sie 1 - 2 Teelöffel Heilerde in ein Glas Wasser ein.
- Trinken Sie das Heilerde-Wasser in kleinen Schlucken.

Hinweis!

Heilerde sollte im Abstand von mindestens einer Stunde zu anderen Medikamenten-Einnahmen eingenommen werden. Bei zeitgleicher Einnahme besteht nämlich die Gefahr, dass die Heilerde die wirksamen Substanzen der anderen Medikamente bindet und sie dadurch unwirksam werden.

Kolloidales Silber

Kolloidales Silber ist ein antibakteriell wirkendes Mittel, das auf der Heilkraft des Silbers basiert.

Silber wirkt gegen Krankheitserreger aller Art, also gegen Bakterien, Viren und Pilze.

Im kolloidalen Silber werden winzigste Silberpartikel von Wasser umhüllt und so für die medizinische Anwendung nutzbar gemacht.

Das kolloidale Silber ist eine klare Flüssigkeit. Es wird eingenommen wie eine Tinktur, also tropfen- oder löffelweise. Manche Enthusiasten trinken auch ganze Gläser voll mit kolloidalem Silber.

Eine normale Dosierung wäre beispielsweise zwei Mal täglich ein bis zwei Teelöffel kolloidales Silber einzunehmen (Konzentration 5 ppm bis 25 ppm).

Man kann kolloidales Silber mit einem einfachen Gerät selbst herstellen. Kolloidales Silber kann man jedoch auch als fertige Flüssigkeit kaufen, beispielsweise in manchen Apotheken oder im Internet.

Wegen der Wirkung gegen Krankheitserreger wird kolloidales Silber vor allem gegen Infektionen aller Art eingesetzt, wahlweise innerlich oder äußerlich.

Außerdem soll kolloidales Silber die Wundheilung fördern und Schmerzen lindern. Auch gegen Allergien soll kolloidales Silber helfen.

Obwohl die antibakterielle Wirkung von Silber wissenschaftlich bestätigt ist, ist die medizinische Wirkung von kolloidalem Silber umstritten. Es gibt Enthusiasten, die kolloidales Silber für alle Arten von Beschwerden einsetzen und Skeptiker, die ihm jegliche Wirkung absprechen.

Hier einige Anwendungsgebiete für kolloidales Silber:

- Abwehrschwäche
- Akne
- Allergien
- Asthma
- Blähungen
- Blasenentzündung
- Bronchitis, Husten
- Darminfektionen
- Depressionen

- Eiterungen
- Ekzeme
- Entzündungen
- Erkältung, Grippe
- Geschwüre
- Halsentzündung
- Hautentzündungen
- Magen-Darm-Grippe
- Magenschleimhautentzündung
- Neurodermitis
- Schnupfen
- Verbrennungen
- Wunden
- Zahnfleischentzündung

Verschiedene Säckchen und Wickel

Mit Kräutern und heilkräftigen Nahrungsmitteln kann man eine Vielzahl von Wickeln, Umschlägen und Säckchen zubereiten, um eine Heilwirkung zu erzielen.

Hier werden einige der bekannteren Methoden beschrieben.

Kräutersäckchen

Bei einem Kräutersäckchen werden Heilkräuter trocken und warm angewendet. Die Wirkung basiert vor allem auf den in den Kräutern enthaltenen ätherischen Ölen.

Die Wirkung eines Kräutersäckchens kombiniert die Wirkung der verwendeten Heilpflanzen mit der Wärmewirkung.

- Um ein Kräutersäckchen anzuwenden, wickeln Sie getrocknete Kräuter, z.B. Lavendel, in ein dünnes Tuch, sodass ein Päckchen entsteht.
- Wärmen Sie das Kräuterpäckchen zwischen zwei Wärmflaschen auf.
- Legen Sie das warme Kräuterpäckchen auf die zu behandelnde Stelle des Körpers.
- Fixieren Sie das Kräutersäckchen mit einem Tuch oder Pflasterstreifen.
- Lassen Sie das Kräutersäckchen einwirken, so lange es warm ist.

- Entfernen Sie das Kräutersäckchen oder tauschen Sie es gegen ein frisch erwärmtes neues Kräutersäckchen.
- So lange das Kräutersäckchen nach dem Erwärmen duftet, kann man es wiederverwenden.

Zwiebelsäckchen

Mit einem Zwiebelsäckchen kann man Ohrenschmerzen und Furunkel behandeln, denn es wirkt entzündungshemmend.

So wenden Sie ein Zwiebelsäckchen an:

- Schneiden Sie eine Zwiebel in möglichst kleine Würfel, um ein Zwiebelsäckchen anzuwenden.
- Wickeln Sie die Zwiebelwürfel in ein dünnes Tuch.
- Erwärmen Sie das Zwiebelpäckchen zwischen zwei Wärmflaschen oder auf einer Heizung.
- Legen Sie das gut erwärmte Zwiebelsäckchen auf die zu behandelnde Stelle.
- Fixieren Sie es mit einem schmalen Tuch, so dass es keinen Druck ausübt, sondern nur locker befestigt ist.
- Lassen Sie das Zwiebelsäckchen mehrere Stunden oder über Nacht einwirken.

Kohlwickel

Kohlwickel wirken entzündungshemmend. Man kann sie gegen Hautentzündungen oder Entzündungen innerer Organe anwenden.

So wenden Sie einen Kohlwickel an:

- Walzen Sie mehrere Kohlblätter mit einer Kuchenrolle platt, bis sie weich sind.
- Legen Sie die Kohlblätter anschließend auf die zu behandelnde Stelle.
- Befestigen Sie die Kohlblätter mit einem Tuch.
- Lassen Sie die Kohlblätter mehrere Stunden oder über Nacht wirken.

Man kann auch Wickel mit Quark, Lehm oder gekochten Kartoffeln durchführen.

Gesund bleiben

Die beste Medizin hilft dabei, gesund zu bleiben und gar nicht erst zu erkranken.

Diese Medizin ist nicht etwa ein Wundermittel, sondern vor allem die Art, wie man sein Leben lebt.

Zwar kann man Krankheiten nicht mit hundertprozentiger Sicherheit verhindern, aber man kann viel dafür tun, dass man möglichst selten krank wird.

Dazu muss man sich nicht kasteien wie ein Asket, auch wenn das oft gepredigt wird, sondern es reicht, ein paar Grundregeln zu beachten.

Spaß und Lebensfreude tragen sogar dazu bei, dass man gesund bleibt und sich wohl fühlt.

Hier einige Tipps für ein gesundes Leben.

Bewegen Sie sich regelmäßig

Der Mensch ist so gebaut, dass sehr viel Bewegung zu seinem Leben gehört.

Noch bis in die erste Hälfte des 20. Jahrhunderts bewegten sich die meisten Menschen nahezu den ganzen Tag. Noch früher war es ganz normal, täglich 20 - 40 km zu gehen, beispielsweise auf der Jagd oder auf der Suche nach Beeren und Wildgemüse. Später gehörte es zum Lebensunterhalt, den ganzen Tag auf dem Feld zu arbeiten.

Erst seit der Erfindung von Autos, Maschinen für jeden Einsatzzweck und dem Aufkommen der Büroarbeit findet das Alltagsleben mit sehr wenig Bewegung statt.

Darauf ist der Körper aber gar nicht eingerichtet. Wir werden durch den Bewegungsmangel nicht nur dick, sondern auch krank und unglücklich.

Muskeln produzieren nämlich zahlreiche heilsame Substanzen. Einige dieser Substanzen wirken Entzündungsvorgängen entgegen und andere Substanzen machen glücklich. Die Forschung über die Muskeln als Gesundheitsorgan sind noch ganz am Anfang. Es werden immer wieder neue Substanzen mit überraschenden Heilwirkungen entdeckt, die von den Muskeln produziert werden.

Bewegung macht also in vielfacher Hinsicht gesund und glücklich.

Dabei sollte man es mit der Bewegung jedoch nicht übertreiben, vor allem, wenn man lange Zeit hauptsächlich gesessen hat. Bei Leistungssport schlägt die gesundheitsförderliche Wirkung der Bewegung schnell in eine schädliche Überlastung mit hohem Verletzungsrisiko um.

Es ist also wichtig, sich so zu bewegen, dass der Körper damit gut klarkommt und optimal profitiert.

Am Anfang nach langer Inaktivität reichen schon 30 Minuten Sport an drei Tagen in der Woche, um eine Verbesserung des Befindens zu erreichen. Wenn man erst einmal besser trainiert ist, kann man die sportliche Intensität erhöhen.

Welche Sportart man ausübt, ist zweitrangig. Wichtig ist, dass der Sport Spaß macht und zur persönlichen Verfassung passt.

Auch Bewegung im Alltag spielt eine wichtige Rolle für die Gesundheit. Dazu gehört beispielsweise Treppensteigen statt Aufzug, Wege zu Fuß gehen anstatt mit dem Auto fahren.

Trinken Sie genug

Inzwischen hat es sich herumgesprochen, dass viel Trinken gut für die Gesundheit ist.

Mit viel Trinken ist vor allem das Trinken von Wasser oder ungesüßtem Kräutertee gemeint. Aber auch Säfte, Erfrischungsgetränke, Schwarztee und Kaffee zählen als Getränk, teilweise jedoch mit vielen Kalorien.

Der Körper braucht relativ viel Flüssigkeit, um alle Schadstoffe optimal ausscheiden zu können. Auch viele Stoffwechselvorgänge brauchen Wasser, um zu funktionieren und das Blut braucht Wasser, um gut zu fließen.

Man braucht sogar reichlich Wasser, um Wasseransammlungen im Gewebe auszuscheiden, denn bei Wassermangel hält der Körper das Wasser zurück und lagert es im Gewebe ein, was zu Ödemen führt.

Bei normalen Temperaturen und normaler körperlicher Belastung braucht man etwa 2 Liter Flüssigkeit am Tag. Die individuell benötigte Menge schwankt je nach Veranlagung, Größe usw.

Wenn es sehr heiß ist oder wenn man aufgrund von Bewegung viel schwitzt, braucht man teilweise erheblich mehr Flüssigkeit. Sechs oder gar zehn Liter am Tag können bei starkem Schwitzen benötigt werden.

In diesem Fall muss man dem Körper aber auch Salz und andere Mineralien zurückgeben, die durch das Schwitzen verloren gehen. Meistens reicht es, das Wasser ein klein wenig zu salzen. Man kann dem Wasser auch Elektrolyt-Pulver aus der Drogerie zufügen. Auch eine salzige Mahlzeit mit Gemüse hilft, den Mineralstoffbedarf zu decken. Man sollte die tägliche Wassermenge auch nicht auf einmal trinken, sondern über den Tag verteilt und immer mal wieder mit Salzen ergänzen.

Essen Sie bis Sie satt sind und nicht darüber hinaus

In Zeiten reichlicher Nahrungsversorgung kommen viele Menschen in Versuchung, ständig mehr zu essen als sie verbrauchen. Dieser Drang zum Überessen ist sogar im Menschen einprogrammiert, denn so konnten frühere Menschen sich in den seltenen guten Zeiten ein Fettpolster zulegen, um die nächste Hungersnot besser zu überstehen.

In den Industrieländern gibt es jedoch seit einigen Jahrzehnten jederzeit reichlich zu essen, zumindest für die meisten Menschen.

Dadurch führt der Drang zum Überessen sehr oft zu Übergewicht.

Um ein ständig zunehmendes Gewicht zu vermeiden, ist es daher wichtig, nur so viel zu essen, wie man auch verbraucht.

Das kann man dadurch erreichen, dass man sich zwar satt isst, aber nicht mehr als bis zur Sättigung.

Bis zur nächsten Mahlzeit kann sich dann ein kleiner Hunger entwickeln, den man dann wieder stillt, bis man satt ist.

Viele Übergewichtige haben verlernt, wie es sich anfühlt satt zu sein. Sie verwechseln Sättigung mit einem übervollen Bauchspannen. Sie müssen das Gefühl von Sättigung erst wieder lernen, was einige Wochen dauern kann..

Sättigung fühlt sich noch leicht und angenehm an. Sie entfaltet sich meistens erst im Laufe von 20 Minuten nach Beendigung einer Mahlzeit.

Essen Sie möglichst viel Obst und Gemüse

Gemüse und Obst gelten vielen modernen Ernährungsexperten geradezu als Wundermittel für die Gesundheit. Besonders begeisterte Verfechter dieser Ernährungsrichtung empfehlen sogar fünf Portionen Obst und Gemüse täglich.

Diese große Obst- und Gemüse-Menge soll gegen Krebs vorbeugen. Die zugehörigen Studien haben zwar eine gewisse Verringerung der Krebserkrankungs-Raten festgestellt, wenn man extrem viel Obst und Gemüse isst. Man kann den Krebs aber keineswegs mit Sicherheit verhindern. Dennoch wird 5-am-Tag mit Eifer propagiert.

Die meisten Menschen schrecken vor der Vorstellung zurück, so extrem viel Obst und Gemüse zu essen. Häufig ist die Folge dieses Schrecks, dass man eher weniger Obst und Gemüse isst als vorher. Doch das ist ein Fehler.

Gemüse und Obst sind nämlich zweifelsfrei gesundheitsfördernde Nahrungsmittel. Sie enthalten viele Vitamine, Mineralien und zahlreiche sekundäre Pflanzenwirkstoffe, die teilweise Heilkräfte entfalten. Außerdem haben die meisten Obst- und Gemüsearten im Verhältnis zu ihrem Volumen wenig Kalorien und eignen sich daher für eine schlanke Ernährung.

Wie viel Obst und Gemüse man essen sollte, hängt unter anderem von den bisherigen Essgewohnheiten ab. Wenn man bislang kaum Obst und Gemüse gegessen hat, ist schon eine Portion täglich eine deutliche Verbesserung. Man kann sich an den Geschmack gewöhnen und die Menge allmählich steigern.

Allerdings ist nicht jedes Obst und Gemüse für jeden Mensch gleich empfehlenswert. Gerade in diesem Bereich gibt es relativ viele Unverträglichkeiten.

Manche Menschen haben eine Fructose-Unverträglichkeit und vertragen keine großen Mengen Fruchtzucker. Einige Sorten Obst scheiden dann aus, andere werden meistens besser vertragen. Jeder Einzelne muss selbst ausprobieren, welche Obstsorte gut vertragen werden und welche nicht. Auch auf die jeweilige Menge und den Reifungsgrad kommt es an.

Es gibt sogar Menschen, die den immer wieder empfohlenen täglichen Apfel nicht vertragen. Äpfel enthalten mehrere Stoffe, die Unverträglichkeiten hervorrufen können, z.B. Wachs, Pektine, Säuren, Gerbstoffe, Ballaststoffe. Manche der Betroffenen können sehr reife Äpfel in kleinen Mengen essen, andere müssen ganz auf Äpfel verzichten.

Auch beim Gemüse gibt es zahlreiche unterschiedlich stark ausgeprägte Unverträglichkeiten. Kohlarten sind prinzipiell eher schwer verdaulich, Zwiebel und Knoblauch wirken blähungsfördernd und Paprikaschalen können den Magen reizen, um nur einige Beispiele zu nennen.

Wer die jeweiligen Gemüse und Obstarten jedoch verträgt, der sollte sie möglichst oft essen, denn sie haben auch ausgeprägte gesundheitsfördernde Eigenschaften.

Meiden Sie zu viel Süßigkeiten, Fett und Fast Food

Ernährungsbewusste Asketen predigen seit Jahrzehnten den Verzicht auf ungesundes Essen. Damit sind vor allem Nahrungsmittel wie Süßigkeiten, fettreiche Snacks, Softdrinks und Fast Food aller Art gemeint. Die Warnungen vor diesen Nahrungsmitteln klingen nicht selten so, als würde man riskieren, tot umzufallen, wenn man sich mal einen Hamburger oder Schokolade einverleibt.

Die angedrohten Gefahren durch den Verzehr von ungesunder Nahrung werden jedoch häufig übertrieben. Geringe Mengen dieser verpönten Nahrungsmittel kann man durchaus gelegentlich gefahrlos zu sich nehmen, wenn man ansonsten gesund ist.

Entscheidend ist die Menge der verzehrten ungesunden Nahrung.

Wenn man sich nämlich ausschließlich von Fastfood und Süßigkeiten ernährt, besteht nämlich nicht nur die Gefahr von Übergewicht, sondern auch die Gefahr einer Mangelernährung, weil Vitamine, Mineralien und andere lebenswichtige Stoffe fehlen.

Ungesunde Nahrung sollte man also nur hin und wieder und in überschaubaren Mengen essen.

Schlafen Sie ausreichend

In unserer Leistungsgesellschaft wird es häufig als besonders heldenhaft betrachtet, wenn jemand nur sehr wenig schläft. Der dynamische Leistungsheld von heute ist oft stolz darauf, mit vier Stunden täglichem Schlaf auszukommen.

Die Folge dieses Schlafentzuges kann verheerend sein.

In jungen Jahren können viele Menschen geringe Schlafzeiten für geraume Zeit kompensieren. Aber selbst bei diesen Menschen stellt man häufig Leistungseinbußen und Gesundheitsprobleme fest, wenn der Schlafmangel über einen längeren Zeitraum hinweg besteht.

Schlafmangel hat nicht nur Müdigkeit und Erschöpfung zur Folge, sondern auch Konzentrationsstörungen, übermäßiges Essbedürfnis, Depressionsneigung und geringe Widerstandskraft gegen Krankheiten aller Art.

Wie viele Stunden Schlaf der Einzelne braucht, ist von Mensch zu Mensch verschieden. Bei den meisten Menschen liegt das Schlafbedürfnis zwischen sieben und neun Stunden am Tag.

Doch was kann man tun, wenn man unter Schlaflosigkeit leidet oder wenn man einfach keine Zeit und Ruhe zum Schlafen findet, beispielsweise weil man kleine Kinder hat?

Gegen Schlaflosigkeit kann man einiges tun, siehe das Kapitel über Schlaflosigkeit. Selbst wenn man trotz aller Heilmethoden keine ausreichende Schlafdauer erreicht, hilft es, wenn man entspannt im Bett liegt. Dösen wirkt zwar nicht so gut wie echter Schlaf, ist aber besser als gar keine Ruhe.

Schwierig ist es, wenn kleine Kinder verhindern, dass man genug Schlaf bekommt. Glücklicherweise dauert dieser Zustand meistens nur wenige Jahre an. Und selbst in dieser Zeit kann man einiges dafür tun, doch genügend Schlaf zu bekommen. Man kann beispielsweise zusammen mit dem Nachwuchs Mittagschlaf halten oder man lässt die Kinder zeitweise von Anderen betreuen und nutzt die Zeit zum Schlafen.

Wer nachts nicht genügend Schlaf bekommt, kann durch einen Mittagschlaf viel ausgleichen.

Ausgeschlafen sieht die Welt meistens viel besser aus und man hat mehr Kraft, sich dem Leben und seinen Herausforderungen zu stellen.

Gehen Sie oft an die frische Luft

Die gut ausgestatteten Gebäude in den Industrieländern ermöglichen ein Leben ohne Kontakt mit der Welt unter freiem Himmel. Von einem Haus zum anderen bewegt man sich im Auto oder gar unterirdisch mit der U-Bahn. Doch im Innern von Gebäuden fehlen uns viele Reize, die die Außenwelt bietet.

Besonders wichtig ist das helle Licht, das die Außenwelt bietet. Selbst an trüben Tagen ist es draußen noch viel heller als in Innenräumen.

Auch die Temperaturreize, der Wind und vor allem die sauerstoffreiche Luft wirken sich förderlich auf die Gesundheit aus.

Man kann besser schlafen, ist entspannter, glücklicher und somit auch gesünder und leistungsfähiger, wenn man häufig draußen an der frischen Luft ist.

Man muss nicht mal bei jedem Wetter draußen sein, wie es viele Outdoor-Fans praktizieren.

Es reicht, wenn man Tage mit akzeptabler Witterung nutzt, um eine Weile draußen zu sein. Allerdings lohnt es sich, auch einmal auszuprobieren, wie es draußen bei Regen oder Nebel ist, natürlich in guter Regenbekleidung.

Am besten kombiniert man den Aufenthalt an der frischen Luft mit Bewegung, dann tut man seiner Gesundheit und dem Wohlbefinden gleich einen doppelten Gefallen.

Herrlich ist es übrigens auch, an einen Ort zu gehen, wo man in die Ferne schauen kann, beispielsweise auf einen Berggipfel. Der weite Blick ist ein Labsal für die Seele.

Nehmen Sie sich Zeit für Familie und Freunde

Vor lauter Arbeit und Verpflichtungen haben viele Menschen heutzutage nur noch wenig Zeit für ihre Familie und für Freunde.

Doch der persönliche Kontakt zu anderen Menschen tut gut und stärkt von innen heraus, zumindest wenn der Kontakt freundschaftlich ist.

Insbesondere die eigene Familie braucht auch den häufigen Kontakt miteinander. Partnerbeziehungen gedeihen am besten, wenn man sich Zeit füreinander nimmt und Kinder brauchen ihre Eltern, um sich gut zu entwickeln.

Ein guter Zusammenhalt in der Familie kann auch helfen, wenn es einem Familienmitglied nicht gut geht. So können Krankheiten besser heilen oder gar nicht erst ausbrechen.

Tun Sie, was Ihnen Freude macht

Freude ist ganz wichtig, um glücklich und gesund zu sein.

Manche Menschen haben das große Glück, dass ihre Arbeit ihnen Freude macht.

Wenn das nicht der Fall ist, sollte man sich wenigstens in der Freizeit Beschäftigungen suchen, die der persönlichen Interessenlage entsprechen.

Zusammenstellung der Hausapotheke

Eine Hausapotheke kann sehr hilfreich sein, wenn sie sinnvoll zusammengestellt ist.

Es gibt jedoch keine allgemeinverbindliche optimale Zusammenstellung der Hausapotheke. Je nach Lebenssituation braucht man andere Heilmittel in der Hausapotheke. Beispielsweise enthält eine Hausapotheke für eine Familie mit kleinen Kindern ganz andere Mittel als eine Hausapotheke für ein Seniorenpaar. Die Hausapotheke hängt also einerseits vom persönlichen Bedarf ab. Andererseits hängt der Umfang der Hausapotheke auch vom verfügbaren Platz ab.

Außerdem spielen Vorlieben bei der Behandlung eine wichtige Rolle. Manche Menschen bevorzugen schulmedizinische Mittel, andere Kräuter, wieder andere Schüssler-Salze oder Homöopathie. Man braucht nicht von jeder Alternativ-Heilmethoden eine komplette Grundausstattung, sondern nur von den Naturheilmethoden, denen man sich verbunden fühlt.

Einige schulmedizinische Mittel sollten jedoch zur Standardausstattung einer Hausapotheke gehören, beispielsweise Schmerzmittel und Kohletabletten, außerdem Verbandsmaterial.

Medikamente für die Hausapotheke

In eine gut sortierte Hausapotheke gehören sinnvollerweise einige Standard-Medikamente.

In Apotheken erhalten Sie wichtige rezeptfreie Medikamente, um Ihre Hausapotheke zu ergänzen.

Sinnvolle Medikamente für die Hausapotheke sind beispielsweise:

- Schmerzmittel, z.B. Wirkstoff Acetylsalicylsäure oder Ibuprofen
- Kohletabletten gegen Durchfall
- Nasentropfen mit Meersalz
- Mittel gegen Insektenstiche, Sonnenbrand und Juckreiz
- Schmerzsalbe mit abschwellender Wirkung
- Mittel zur Wunddesinfektion

Verbandsmaterial in der Hausapotheke

Auch Verbandsmaterial gehört in eine Hausapotheke.

Denken Sie an folgende Pflaster und Verbände:

- Pflaster in verschiedenen Größen
- Heftpflaster
- Sprühpflaster
- Sterile Kompressen
- Mullbinden
- Elastische Binden
- Brandwunden-Verbandpäckchen
- Sicherheitsnadeln
- Verbandschere
- Dreiecktuch

Außerdem wichtig in der Hausapotheke

Dann gibt es noch einige verschiedene Dinge, die in keiner Hausapotheke fehlen sollten:

- Fieberthermometer
- Gel-Kompressen
- Wärmflasche
- Pinzette
- Einmalhandschuhe
- Erste-Hilfe-Anleitung
- Evtl. Grundausstattung für Wickel

Heilkräuter für die Hausapotheke

Wer gerne Heilpflanzen für die Behandlung von Gesundheitsbeschwerden nutzt, sollte sich eine Grundausstattung mit Heilkräutern in die Hausapotheke legen.

Heilpflanzen sollten möglichst nach einen Jahr ausgetauscht werden, weil sie danach allmählich an Wirksamkeit verlieren.

- Teebeutel von Kamille und Fenchel
- Teemischungen (siehe Teemischungen):
  - Erkältung
  - Verdauung
  - Entspannung

Eventuell:

- Jedes der 12 beschriebenen Kräuter: getrocknet (siehe Wichtige Heilpflanzen)
- Tinkturen und Tropfen
  - Kamillen-Tinktur
  - Husten-Tropfen
  - Magenbitter
- Verschiedenes
  - Johanniskraut-Öl
  - Ringelblumen-Salbe
  - Ätherisches Teebaum-Öl
  - Ätherisches Pfefferminz-Öl, auch: Japanisches Heilpflanzenöl

Schüssler-Salze für die Hausapotheke

Der Umfang der Schüssler-Salze in der Hausapotheke hängt davon ab, ob man sie gerne anwendet.

Folgende Schüssler-Salze sind sinnvoll in der Hausapotheke:

- Nr. 3 Ferrum phosphoricum
- Nr. 7 Magnesium phosphoricum

Eventuell:

- Alle 12 Funktionsmittel
- Schüsslersalben der Mittel 1 und 11
- Für Enthusiasten: die 15 Ergänzungsmittel

Homöopathische Mittel für die Hausapotheke

Auch bei den homöopathischen Mitteln hängt der Umfang der Ausstattung davon ab, wie gerne man homöopathische Mittel anwendet.

Besonders häufig benutzt werden bei Alltagserkrankungen:

- Aconitum D4
- Chamomilla D6
- oder Belladonna D6
- Bellis perennis D4 oder D6
- Allium cepa D6
- Arnica D4

Andere sinnvolle homöopathische Mittel sind beispielsweise Ihr persönliches Konstitutionsmittel und Mittel gegen häufige Beschwerden unter denen Sie oder Ihre Familienmitglieder leiden.

Hausmittel für die Hausapotheke

Die meisten Hausmittel findet man nicht in der Hausapotheke, sondern in der Küche, beispielsweise die Zwiebel oder den Kohl. Diese Mittel kann man auch gar nicht dauerhaft in der Hausapotheke lagern, denn sie sind Frische-Produkte.

Einige Hausmittel findet man jedoch in keiner normalen Küche, weil es spezielle zubereitete Heilmittel sind:

* Schwedenkräuter
* Propolis-Tinktur
* Heiße Zitrone als Fertigpulver (falls man nur selten Zitronen im Haus hat)
* Heilerde innerlich und äußerlich

Hausapotheke für Kinder

Wenn man kleine Kinder im Haushalt hat, bieten sich zusätzlich folgende Mittel an:

* Fieberzäpfchen
* Kräuterzäpfchen gegen Schmerzen und Zahnungsprobleme, z.B. Viburcol®
* Veilchenwurzel gegen Zahnungsbeschwerden
* Hustensaft
* Zinksalbe
* Kirschkernkissen oder Dinkelkissen zur Wärmebehandlung

Mittel für den persönlichen Bedarf

Je nachdem, zu welchen Krankheiten man neigt, oder ob man unter chronischen Erkrankungen leidet, sollte man seine Hausapotheke für den persönlichen Bedarf ergänzen.

Dazu gehört beispielsweise ein fertig gemischter Blasentee, wenn man häufig Blasenentzündungen bekommt. Oder ein Frauentee, wenn man zu Menstruationsbeschwerden neigt.

Dies sind nur wenige Beispiele, die zeigen sollen, um was es geht. Ihre persönlichen Schwachstellen kennen Sie selbst am besten.

Außerdem brauchen Sie natürlich auch Medikamente, die Ihnen vom Arzt verschrieben wurden.

Zu beachten bei der Hausapotheke

Bei einer Hausapotheke sollte man drei Punkte unbedingt beachten:

- **Kühl und trocken unterbringen**: Nicht in Bad oder Küche, besser im Schlafzimmer oder in der Abstellkammer.
- **Abschließbar**: Zumindest wenn Kinder im Haus sind, sollte man die Hausapotheke immer abschließen und den Schlüssel kindersicher aufbewahren.
- **Regelmäßig ausmisten**: Abgelaufene Medikamente und alte Kräuter sollte man regelmäßig durch neue ersetzen.

Krankheiten - Anwendungsgebiete

Auf den folgenden Seiten finden Sie häufige Krankheiten und Informationen darüber, wie man sie behandeln kann.

Weil man nicht jede Krankheit ausschließlich selbst behandeln kann, finden Sie auch Hinweise dazu, wann eine Krankheit so schwerwiegend ist, dass man einen Arzt hinzuziehen sollte. Sie erfahren auch, wie die Schulmedizin die jeweilige Krankheit bevorzugt behandelt.

Für die Selbstbehandlung finden Sie Hinweise über geeignete Kräuter, ätherische Öle, Schüsslersalze, Homöopathie und Hausmittel. Die Heilpflanzen werden in absteigender Bedeutung aufgelistet. Vorne stehen also die Heilpflanzen, die besonders gut bei dieser Krankheit helfen.

Sie finden auch Hinweise über das richtige Verhalten bei der jeweiligen Erkrankung.

Hier eine Aufstellung des Infoblocks bei den einzelnen Krankheiten:

Wann zum Arzt: Wann man zum Arzt gehen sollte.

Schulmedizin: Wie die Schulmedizin die Krankheit behandelt.

Heilpflanzen: Heilkräuter, die sich zur Behandlung eignen.

Ätherische Öle: Geeignete ätherische Öle.

Schüsslersalze: Passende Schüssler-Salze

Homöopathie: Geeignete homöopathische Mittel

Hausmittel: Geeignete Hausmittel und Wasser-, Wärme- und Kälte-Anwendungen.

Verhalten: Wie Sie sich verhalten sollten, wenn Sie erkrankt sind.

Behandlung für Kinder

Nicht alle Behandlungsmethoden, die für Erwachsene sinnvoll sind, eignen sich auch für Kinder.

Prinzipiell sollte man bei Kindern darauf achten, immer die sanfteste Behandlungsmethode zu wählen, die die erwünschte Heilwirkung hat.

Das bedeutet, dass man am besten mit Wärmflasche, einem Kamillentee oder einem homöopathischen Mittel auskommen sollte, wenn es sich um harmlose Blähungen handelt. Bei einer schweren Mandelentzündung mit sehr hohem Fieber ist aber meistens ein Antibiotikum notwendig, um die Bakterien erfolgreich zu bekämpfen.

Schüssler-Salze und homöopathische Mittel sind sehr gut für Kinder geeignet, weil sie im Allgemeinen keine Nebenwirkungen haben. Die Gefahr bei diesen Mitteln besteht eher darin, dass sie zu sanft sind, wenn die Erkrankung gefährlich wird, beispielsweise schwere Mandelentzündung oder schwere Mittelohrentzündung. Der Gesundheit der Kinder zuliebe sollte man erkennen, wann zusätzlich zu Schüsslersalzen oder Homöopathie auch schulmedizinische Mittel anwendet werden sollten. Der Kinderarzt kann bei dieser Frage weiterhelfen.

Heilkräuter sind prinzipiell auch für erkrankte Kinder gut geeignet.

Doch das trifft nicht auf alle Heilkräuter zu. Generell sind Kinder deutlich empfindlicher als Erwachsene. Daher sollten sie nicht nur geringere Mengen der Heilpflanzen erhalten. Manche starke Heilpflanzen eignen sich gar nicht für Kinder, weil sie zu intensiv sind.

Beispielsweise ist ätherisches Minzöl zu heftig für Kinder, vor allem, wenn sie noch klein sind. Ein normaler Pfefferminz-Tee ist jedoch für die meisten Kinder ab dem Kindergarten-Alter durchaus verträglich.

Bei Säuglingen sollte man extrem vorsichtig mit allen Kräutern sein. Nur ein dünner Fenchel-Tee und eventuell eine Spur ätherisches Lavendelöl, stark verdünnt mit Pflanzenöl, kommen für sie in Frage. Bei empfindlichen Säuglingen nicht einmal das.

Je älter die Kinder werden, desto mehr Heilpflanzen sind für sie geeignet.

Da die Empfindlichkeit der Kinder sehr unterschiedlich ist, kann man hierzu jedoch keine pauschalen Empfehlungen geben.

Abgespanntheit

Abgespanntheit ist keine Krankheit im eigentlichen Sinne, geht aber häufig mit Krankheiten einher. Sie kann auch eine Folge von zu viel Stress und Überlastung sein oder durch Schlafmangel verursacht werden. Zahlreiche weitere Ursachen kommen für Abgespanntheit in Frage.

Einen Arzt sollte man unbedingt aufsuchen, wenn man sich die Abgespanntheit nicht erklären kann und sie längere Zeit andauert.

Wenn die Ursache für die Abgespanntheit bekannt ist, beispielsweise durch erhöhte Belastung, dann kann man Heilkräuter zur unterstützenden Behandlung der Abgespanntheit anwenden.

Naturheilmittel sollten bei Abgespanntheit jedoch nicht die einzige Behandlung sein. Wichtig wäre auch, dass man sich ausreichend ausruht, Bewegung an frischer Luft, eine ausgewogene Ernährung mit genügend Vitaminen, Mineralien und Spurenelementen.

Wann zum Arzt: Bei ungeklärter Ursache

Schulmedizin: Behandlung je nach Ursache

Heilpflanzen: Melisse, Rosmarin, Johanniskraut, Baldrian, Holunder, Ginseng

Ätherische Öle: Anis, Pfefferminze, Rosmarin

Schüsslersalze: Nr. 2, 3, 5, 9

Homöopathie: Arsenicum album, Hamamelis, Kalium iodatum, Lycopodium

Hausmittel: Kalte Güsse, Wassertreten, Schwedenkräuter

Verhalten: Frische Luft, Bewegung, ausreichend Schlaf, gesunde Ernährung

Abwehrschwäche - Infektanfälligkeit

Wenn man eine Infektionskrankheit nach der anderen bekommt, spricht man häufig von Infektanfälligkeit oder Abwehrschwäche. Meistens steckt keine schlimme Erkrankung hinter dieser Abwehrschwäche, sondern Faktoren wie Bewegungsmangel, Stress, Schlafmangel oder Ernährungsfehler.

Bei besonders stark ausgeprägter Infektanfälligkeit sollte man von einem Arzt untersuchen lassen, ob nicht doch mehr dahinter steckt.

Zur Stärkung der Infektabwehr hilft meistens Bewegung an frischer Luft, Wechselduschen und ausreichend schlafen.

Wann zum Arzt: Bei sehr häufigen Infektionen

Heilpflanzen: Sonnenhut, Holunder, Meerrettich

Schüsslersalze: Nr. 1, 2, 3, 5, 6, 7, 11

Homöopathie: Aristolochia, Calendula, Eupatorium perfoliatum, Kalium iodatum

Hausmittel: Kaltwasser-Anwendungen, Schwedenkräuter

Verhalten: Frische Luft, Bewegung, ausreichend Schlaf, gesunde Ernährung, Wechselduschen, Sauna

Akne - Pickel

Viele Jugendliche leiden unter Pickeln, unreiner Haut bzw. Akne. Dies hängt mit der Hormonumstellung in der Pubertät zusammen.

Akne ist jedoch nicht nur eine Erkrankung der Jugend, sondern auch manche Erwachsene können Pickel bekommen.

Bei der Behandlung der Akne ist es wichtig, dass die betroffene Haut regelmäßig gut gereinigt wird. Auch sollte man keine Cremes verwenden, die zu viel Fett enthalten oder Substanzen, die die Mitesser-Bildung fördern.

Wann zum Arzt: Bei sehr starker Akne.

Schulmedizin: Vitamin-A-Säure

Heilpflanzen: Kamille, Aloe, Ringelblume, Salbei, Schafgarbe, Thymian

Ätherische Öle: Teebaumöl, Lavendel, Myrte, Salbei, Thymian

Schüsslersalze: Nr. 1, 3, 4, 9, 10, 11, 12

Homöopathie: Bellis perennis, Hepar sulfuris calcareum, Kalium chloratum, Mercurius, Pulsatilla, Sulfur

Hausmittel: Gesichtsdampfbad, Schwedenkräuter, Propolis, Heilerde äußerlich

Verhalten: Gute Reinigung, fettreiche Cremes meiden.

Allergien

Bei einer Allergie kommt es zu einer sofortigen Körperreaktion auf kleinste Mengen eines Allergieauslösers.

Die Neigung zu Allergien wird in den letzten Jahrzehnten immer häufiger, vor allem in den Industrieländern.

Einerseits wird eine Neigung zu Allergien vererbt, aber oft ist es erst das Aufwachsen in einer schmutzarmen Umgebung, das eine Allergie ausbrechen lässt.

Die häufigste Allergie ist der Heuschnupfen, aber auch Nahrungsmittelallergien sind relativ verbreitet. Im Unterschied zu einer Unverträglichkeit kommt es bei einer Nahrungsmittelallergie schon bei kleinsten Mengen des Nahrungsmittels zu einer sofortigen heftigen Reaktion, z.b. Atemnot, Anschwellen im Hals und Gesicht.

Wann zum Arzt: in schweren Fällen

Schulmedizin: Antiallergische Medikamente, Desensibilisierung

Heilpflanzen: Melisse, Baldrian, Birke, Holunder, Kamille, Königs-kerze, Lavendel

Schüsslersalze: Nr. 2, 3, 4, 6, 7, 8, 10

Homöopathie: Acidum formicicum, Allium cepa, Cardiospermum, Nux vomica, Pulsatilla

Hausmittel: Schwedenkräuter, Kaltwasser-Anwendungen, Heilerde äußerlich

Verhalten: Allergieauslöser meiden

Appetitlosigkeit

Bei besonders viel Stress oder infolge von Krankheiten kann es zu Appe-titlosigkeit kommen. Bei manchen der Betroffenen ist auch nur der Appetit auf vollwertige Mahlzeiten eingeschränkt und man stillt den Hunger dann mit schnellen Snacks und Süßigkeiten.

Kräuter können helfen, den Appetit wieder in richtige Bahnen zu lenken. Heißhunger auf Snacks und Süßigkeiten können gelindert werden.

Wann zum Arzt: Bei länger andauernder ungeklärter Appetitlosigkeit

Schulmedizin: Behandlung der Ursache

Heilpflanzen: Angelika, Brennnessel, Fenchel, Ingwer, Johanniskraut, Kalmus, Löwenzahn, Meerrettich, Melisse, Pfefferminze, Spitzwegerich, Wacholder, Wegwarte, Zimt

Schüsslersalze: Nr. 2, 3, 7, 8

Homöopathie: Abrotanum, Anacardium, Arsenicum album, Berberis, Calcium phosphoricum, China, Kreosotum

Hausmittel: Schwedenkräuter

Verhalten: Bitteres essen, Hühnersuppe essen, frische Luft, Bewegung

Arthrose

Im Laufe der Jahre können sich die Knorpel der Gelenke abnutzen, vor allem wenn man sich zu wenig oder zu viel bewegt. Man spricht dann von Arthrose.

Durch Arthrose fallen Bewegungen schwer und sind auch schmerzhaft.

Um die Abnutzung der Knorpel zu verzögern, ist es vor allem wichtig, sich regelmäßig zu bewegen. Denn durch die Bewegung wird in der Gelenkkapsel die Gelenkschmiere gebildet. Die Gelenkschmiere schmiert das gesamte Gelenk und verhindert dadurch weitere Abnutzung.

Außerdem ist es wichtig, dass man regelmäßig viel trinkt (2-3 Liter/Tag). Die bekannteste Heilpflanze zur Behandlung der Arthrose ist die Teufelskralle. Man erhält Teufelskralle in zahlreichen Fertigpräparaten.

Mithilfe von Naturheilmitteln kann man die Arthrose sowohl innerlich als auch äußerlich behandeln.

Wann zum Arzt: Bei starker Bewegungseinschränkung

Schulmedizin: Schmerzmittel, Salben, Künstliche Gelenke

Heilpflanzen: Teufelskralle, Brennnessel, Ingwer, Johanniskraut, Lavendel, Rosmarin, Schafgarbe, Wacholder

Ätherische Öle: Pfefferminze, Eukalyptus, Geranie, Wacholder

Schüsslersalze: Nr. 1, 2, 3, 6, 8, 9, 11, 12

Homöopathie: Acidum formicicum, Aristolochia, Calcium sulfuricum, Harpagophytum

Hausmittel: Schwedenkräuter, Heilerde-Umschlag

Verhalten: Regelmäßige Bewegung, viel trinken

Asthma

Bei Asthma kommt es zu Anfällen von Atemnot. Die Bronchien verengen sich so, dass die Betroffenen nicht mehr richtig ausatmen können. Subjektiv fühlt es sich aber oft so an, als könne man nicht richtig einatmen. Wegen der Beteiligung der Bronchien spricht man auch von Bronchialasthma.

Asthma ist chronisch und kann normalerweise nicht geheilt werden. Die Beschwerden durch das Asthma können jedoch durch eine geeignete

Behandlung erheblich gebessert werden, sodass man unter dem Asthma nicht mehr oder nur noch wenig leidet.

Häufig geht Asthma mit der Neigung zu Allergien und Hauterkrankungen wie Neurodermitis einher.

Wann zum Arzt: Bei Verdacht auf Asthma. Bei schwerer Atemnot Notarzt rufen!

Schulmedizin: Asthma-Spray, Kortison

Heilpflanzen: Melisse, Anis, Baldrian, Fenchel, Kamille, Königskerze, Spitzwegerich, Thymian, Anis, Königskerze, Lavendel, Meerrettich, Rosmarin,

Ätherische Öle: Myrte, Cajeput, Lavendel, Rose, Thymian, Wacholder

Schüsslersalze: Nr. 4, 5, 6, 7, 8, 10

Homöopathie: Allium sativum, Argentum nitricum, Arsenicum album, Capsicum, Drosera rotundifolia, Mandragora

Hausmittel: Inhalation mit Meersalz, Propolis, Thymian-Honig

Aufgesprungene Hände

Wer viel mit Wasser und Putzmitteln in Kontakt kommt, hat oft Probleme mit der Haut der Hände. Sie kann aufreißen, sich entzünden und schmerzen. Auch trockene Luft oder andere ungünstige Bedingungen können zu aufgesprungenen Händen führen.

Regelmäßige Pflege der Hände durch tägliches Eincremen kann der Entstehung von Verletzungen der Hand-Haut vorbeugen.

Wann zum Arzt: Bei starken Entzündungen

Schulmedizin: Pflege durch Handcremes. Urea-Cremes

Heilpflanzen: Aloe vera, Ringelblume, Kamille,

Schüsslersalze: Nr. 1, 2, 6, 8

Homöopathie: Apis mellifica, Berberis, Calendula, Sulfur

Hausmittel: Kartoffel-Creme, Schwedenkräuter, Propolis

Verhalten: Hände nicht zu häufig waschen

Ausschläge

Auf der Haut können Ausschläge auftreten. Ausschläge können unterschiedlich beschaffen sein und ganz verschiedene Ursachen haben.

Meistens gehen Ausschläge mit einer Rötung der Haut einher, häufig auch mit Schwellungen, entweder groß- oder kleinflächig. Auch verschiedene Arten von Schuppungen, Borken und dergleichen können auftreten. Ausschläge können jucken, schmerzen oder auch beschwerdefrei sein.

Typische Ursachen für Ausschläge können infektiöse Kinderkrankheiten sein, z.b. Masern oder auch Allergien oder äußere Reizungen.

Bei einem plötzlich auftretenden Ausschlag mit unbekannter Ursache, ist es wichtig, dass man zunächst die Ursache feststellt. Vor allem, wenn gleichzeitig Fieber oder andere Krankheitssymptome auftreten, sollte man unbedingt einen Arzt zu Rate ziehen.

Mit Kräuter-Waschungen kann man die unangenehmen Erscheinungen eines Ausschlages etwas lindern.

Die betroffenen Stellen können außerdem mit Ringelblumen-Salbe oder Creme eingerieben werden.

Die Kräuter können den Juckreiz des Ausschlages lindern und auch bremsend auf die Entzündungsprozesse einwirken.

Wann zum Arzt: Bei ungeklärter Ursache

Schulmedizin: Manchmal juckreizlindernder Puder

Heilpflanzen: Kamille, Aloe, Königskerze, Lavendel, Ringelblume, Schafgarbe,

Schüsslersalze: Nr. 2, 3, 4, 8, 9, 10, 11

Homöopathie: Anacardium, Apis mellifica, Berberis, Calcium carbonicum, Urtica urens

Hausmittel: Schwedenkräuter, Propolis

Bauchschmerzen

Bauchschmerzen sind eigentlich keine eigenständige Krankheit, sondern ein Symptom, das bei vielen Krankheiten auftreten kann.

Bei Kindern ist es oft gar nicht so einfach, die Ursache für die Bauchschmerzen herauszufinden. Häufig werden die Bauchschmerzen durch

Blähungen verursacht. Es kann sich aber auch um eine Magen-Darm-Grippe handeln oder sogar um eine Erkältung. Auch Sorgen und Ängste können sich bei Kindern als Bauchschmerzen äußern.

Im Prinzip kann jede denkbare Ursache bei Kindern zu Bauchschmerzen führen. Gerade kleinere Kinder nehmen Schmerzen häufig immer als Bauchschmerzen wahr, weil Schmerzen in jungen Jahren oft noch nicht genau lokalisiert werden können.

Wenn Bauchschmerzen sehr stark sind, sollte man immer auch an eine eventuelle Blinddarmentzündung denken.

Im Zweifelsfall sollte man einen Arzt aufsuchen.

Bei normalen Bauchschmerzen hilft oft ein Fenchel-Tee oder ein Kamillen-Tee. Sehr hilfreich kann auch eine Wärmflasche und eine Bauchmassage sein. Bei der Bauchmassage streicht man mit warmen Händen im Uhrzeigersinn über den Bauch.

Wann zum Arzt: Bei starken oder unerklärlichen Bauchschmerzen.

Schulmedizin: Je nach Ursache

Heilpflanzen: Fenchel, Kamille, Pfefferminze, Ringelblume

Schüsslersalze: Nr. 3, 7

Homöopathie: Carbo vegetabilis, Chamomilla, Podophyllum

Hausmittel: Wärmflasche, warmer Bauchwickel, sanfte Bauchmassage

Beulen

Mit Beulen bezeichnet man die angeschwollenen Folgen von stumpfen Verletzungen.

Die meisten Beulen sind schmerzhaft, aber im allgemeinen harmlos.

Am Anfang sollte eine Beule kalt behandelt werde. Durch die Kälte verengen sich die verletzten Blutgefäße. Die Schwellung bleibt gering.

Wann zum Arzt: Bei sehr großen Beulen oder starken Schmerzen

Schulmedizin: Heparin-Salben, Abschwellende Salben

Heilpflanzen: Arnika (äußerlich), Hirtentäschel (innerlich), Johanniskraut, Ringelblume

Ätherische Öle: Pfefferminze, Cajeput, Eukalyptus, Teebaum

Schüsslersalze: Nr. 3

Homöopathie: Arnica, Bellis perennis

Hausmittel: Eispackungen, Schwedenkräuter-Umschlag, Heilerde-Umschlag

Blähungen - Meteorismus

Von Blähungen spricht man, wenn sich Luft im Darm bildet und sammelt. Die sogenannten Darmgase können durch Verdauungsvorgänge entstehen, zum Beispiel wenn man bestimmte Nahrungsmittel nicht verträgt.

Oft gehen Blähungen als Winde ab. Das kann zwar unerfreulich riechen, bringt dem Betroffenen jedoch Erleichterung.

Wenn die Winde nicht abgehen, sammelt sich immer mehr Luft im Bauchraum. Dies kann sehr schmerzhaft werden. Bei schmerzhaften Blähungen legt man am besten eine Wärmflasche auf den Bauch. Auch zahlreiche Heilkräuter helfen gegen Blähungen, die man am besten als Tee in kleinen Schlucken trinkt.

Mit Kräutern kann man die Blähungen sowohl innerlich als auch äußerlich behandeln. Innerlich zur Verdauungsstärkung und Entkrampfung. Äußerlich als warmer Umschlag oder Salbeneinreibung im Uhrzeigersinn.

Wann zum Arzt: Wenn die Schmerzen sehr stark sind und auch andere Ursachen haben könnten, z.B. Gallenkolik, Blindarmentzündung

Schulmedizin: Entkrampfende Mittel

Heilpflanzen: Fenchel, Angelika, Anis, Baldrian, Goldrute, Ingwer, Kalmus, Kamille, Meerrettich, Melisse, Pfefferminze, Thymian, Wacholder, Zimt

Schüsslersalze: Nr. 3, 5, 6, 7, 9, 10, 11

Homöopathie: Allium sativum, Bellis perennis, Calcium phosphoricum, Chamomilla, China, Lycopodium, Sepia

Hausmittel: Wärmflasche, warmer Umschlag, Schwedenkräuter, Heilerde innerlich

Blasenentzündung

Eine Blasenentzündung ist eine Entzündung der Harnblase, die meistens durch Bakterien verursacht wird.

Wenn man eine Blasenentzündung hat, leidet man unter schmerzhaftem und häufigem Harndrang mit Blasenkrämpfen. Bei einer schweren Blasenentzündung kommt es zu Blut im Urin und leichtem Fieber, was auf den Beginn einer gefährlichen Nierenbeckenentzündung hindeuten kann.

Frauen neigen relativ oft zu Blasenentzündungen. Obwohl Blasenentzündungen meistens durch Bakterien aus dem Darm verursacht werden, können Sie durch Auskühlung und kalte Füße ausgelöst werden. Daher sollte man auf warme Füße achten, wenn man zu Blasenentzündungen neigt. Wichtig ist auch, dass man regelmäßig viel trinkt, um die Blase immer gut durch zu spülen.

Bei einer akuten Blasenentzündung sollte man sofort zu Beginn mehrere Liter trinken, am besten einen Blasentee. Außerdem hilft ein warmes Fußbad und eine Wärmflasche. Bei Harndrang sollte sofort auf die Toilette gehen, damit der reizende Urin und die Bakterien so gut wie möglich ausgeschieden werden.

Siehe: www.gesundheitsratgeber-blasenentzuendung.de

Wann zum Arzt: Bei Fieber, Blut im Urin, starken Beschwerden.

Schulmedizin: Antibiotika

Heilpflanzen: Bärentraubenblätter, Birke, Brennnessel, Goldrute, Johanniskraut, Kamille, Linde, Löwenzahn, Meerrettich, Schachtelhalm, Thymian, Wacholder

Schüsslersalze: Nr. 3, 4, 9, 12

Homöopathie: Apis mellifica, Aristolochia, Berberis, Cantharis vesicatoria, Nux vomica

Hausmittel: Wärmflasche, warmes Fußbad, warmer Bauchwickel, Schwedenkräuter-Umschlag, Propolis-Kapseln

Verhalten: Sehr viel trinken, warm halten

Blaue Flecken - Hämatome

Ein blauer Fleck ist meistens die Folge einer stumpfen Verletzung. Solange man weiß, bei welcher Verletzung ein blauer Fleck entstanden ist, und wenn der Fleck nicht all zu groß ist, ist er im Allgemeinen harmlos und kann selbst behandelt werden.

Wenn man jedoch wiederholt blaue Flecken ohne erkennbare Ursache bekommt oder wenn man einen sehr großen oder schmerzhaften blauen Fleck hat, dann sollte man unbedingt einen Arzt aufsuchen.

Blaue Flecken werden zu Anfang am besten kalt behandelt, damit sich die verletzten Blutgefäße zusammenziehen.

Wann zum Arzt: Bei mehreren blauen Flecken mit unklarer Ursache

Schulmedizin: Heparin-Salbe

Heilpflanzen: Johanniskraut, Melisse, Ringelblume

Schüsslersalze: Nr. 3

Homöopathie: Arnica, Bellis perennis

Hausmittel: Eispackungen, Schwedenkräuter-Umschlag, Heilerde-Umschlag

Blutarmut - Anämie

Die Ursache für Blutarmut (Anämie) kann sehr unterschiedlich sein.

Weil es unter anderem auch schwerwiegende Ursachen für Blutarmut gibt, ist es wichtig, die Ursache für die eigene Ursache herauszufinden. Dazu empfiehlt sich in den meisten Fällen der Besuch beim Arzt.

Eine häufige Ursache für Blutarmut sind lange und starke Menstruationsblutungen. Auch Eisenmangel aufgrund von Ernährungsstörungen kann eine Ursache für Blutarmut sein.

Bei Blutarmut wird man blass, was man vor allem an den Lippen erkennen kann. Außerdem besteht ausgeprägte Schwäche, Infektanfälligkeit und Wundheilungsstörungen.

Wann zum Arzt: Um die Ursache herauszufinden.

Schulmedizin: Eisenpräparate

Heilpflanzen: Brennnessel, Ginseng

Schüsslersalze: Nr. 2, 3, 8

Homöopathie: Arsenicum album, China, Ferrum phosphoricum, Natrium muriaticum

Hausmittel: Schwedenkräuter

Verhalten: Rotes Fleisch essen, Rote Beete essen,

Bluthochdruck

Hoher Blutdruck ist eine häufige und gefürchtete Erkrankung, die unbehandelt gefährliche Folgen haben kann.

Ab dem mittleren Alter haben recht viele Menschen einen zu hohen Blutdruck. Der Bluthochdruck verursacht oft kaum Beschwerden, aber dennoch ist eine Behandlung wichtig, denn sonst droht möglicherweise ein Herzinfarkt oder Schlaganfall.

Bei vielen der Betroffenen ist die Neigung zu hohem Blutdruck angeboren. Aber eine entspannte Lebensweise, regelmäßige Bewegung, ausreichend trinken und eine gesunde Ernährung kann viel dazu beitragen, dass sich der hohe Blutdruck in vertretbaren Grenzen hält.

Wann zum Arzt: Bei Verdacht auf Bluthochdruck

Schulmedizin: Medikamente, z.B. Betablocker, Diuretika

Heilpflanzen: Mistel, Baldrian, Brennnessel, Hirtentäschel, Lavendel, Linde, Schafgarbe, Weißdorn

Schüsslersalze: Nr. 3, 5, 7, 8

Homöopathie: Adonis vernalis, Allium sativum, Arnica, Convallaria, Crataegus

Verhalten: Bewegung, viel trinken

Brandwunden - Verbrennungen

Verbrennungen geschehen relativ häufig, denn es reicht schon, einen heißen Gegenstand zu berühren, oder beim Grillen etwas unvorsichtig zu sein, um eine Brandwunde davonzutragen.

Die meisten Brandwunden sind klein und eher harmlos, wenn auch sehr schmerzhaft.

Wenn die Haut nur gerötet ist, spricht man von einer Verbrennung ersten Grades, beim Auftreten von Blasen wird vom zweiten Grad gesprochen.

Solange diese beiden Grade einer Verbrennung nur kleinflächig sind, kann man sie in den meisten Fällen selbst behandeln.

Bei großflächigen Verbrennungen oder Brandwunden höherer Grade, an schwarz-weißer oder schwarzer Verfärbung erkennbar, sollte man jedoch umgehend einen Arzt aufsuchen oder gar den Notarzt kommen lassen. Schwere Verbrennungen können lebensbedrohlich sein und einen Aufenthalt auf der Intensivstation erfordern.

Die nachfolgenden Behandlungstipps gelten nur für harmlose, kleine Verbrennungen.

Wichtig: Sofort nach der Verbrennung sollte man etwa 10 min lang kaltes Wasser über die Verbrennungsstelle laufen lassen.

Erst nach der kalten Wasserbehandlung können Heilkräuter, wie beispielsweise Aloe vera, den weiteren Heilungsvorgang fördern.

Wann zum Arzt: Bei größeren und schwerwiegenden Verbrennungen

Schulmedizin: Eventuell schmerzstillendes Gel

Heilpflanzen: Aloe vera, Johanniskraut, Ringelblume, Spitzwegerich

Schüsslersalze: Nr. 3, 7, 8

Homöopathie: Aconitum, Calendula

Hausmittel: Kaltes Wasser, Schwedenkräuter, Propolis

Bronchitis

Von einer Bronchitis spricht man, wenn die Bronchien entzündet sind. Es ist sozusagen eine schlimmere Form eines Hustens, denn es kann zusätzlich zu Schmerzen im Brustkorb und Fieber kommen. Ein gewöhnlicher Erkältungs-Husten kann in eine Bronchitis übergehen.

Eine akute Bronchitis wird meistens durch Bakterien verursacht. Chronische Bronchitis kann auch andere Ursachen haben, beispielsweise langjähriges Rauchen.

Wichtig ist, dass man eine Bronchitis sorgfältig behandelt, denn sonst droht eine chronische Bronchitis oder der Übergang zu einer Lungenentzündung. Eine schwere bakterielle Bronchitis muss mit Antibiotika behandelt werden.

Bei einer leichten Bronchitis ohne Fieber kann man mithilfe von Meerrettich, Husten-Tee und Husten-Sirup häufig eine Verschlimmerung verhindern. Auch schwerere Fälle von Bronchitis kann man mit diesen Mitteln begleitend behandeln.

Wann zum Arzt: Bei Fieber und Schmerzen im Brustkorb

Schulmedizin: Antibiotika, Husten-Saft

Heilpflanzen: Anis, Bärentraubenblätter, Fenchel, Holunder, Ingwer, Johanniskraut, Königskerze, Lavendel, Linde, Meerrettich, Melisse, Salbei, Sonnenhut, Spitzwegerich, Thymian, Wacholder, Zimt

Ätherische Öle: Anis, Cajeput, Eukalyptus, Fenchel, Myrte, Thymian

Schüsslersalze: Nr. 4, 6, 11, 12

Homöopathie: Aconitum, Ammi visnaga, Bellis perennis, ArnicaBryonia, Drosera rotundifolia, Hyoscamus niger, Ipecacuanha

Hausmittel: Propolis, Honig, Dampfbad, Kohlwickel, Quarkwickel

Verhalten: Bettruhe bei Fieber

Cellulite - Orangenhaut - Zellulitis

Bei Cellulite kommt es zu unregelmäßig geformten Eindellungen der Oberschenkel. Die Art der Eindellungen erinnert ein wenig an Orangen, weshalb man auch von Orangenhaut spricht.

Viele Frauen sind von Cellulite betroffen, vor allem ab dem mittleren Alter und bei Übergewicht. Doch auch sehr schlanke Frauen können Cellulite bekommen. Auch junges Alter schützt nicht zuverlässig gegen Cellulite. Teilweise ist die Cellulite nämlich anlagebedingt, denn manche Frauen haben ein besonders schwaches Bindegewebe.

Regelmäßige Bewegung kann gegen Cellulite helfen. Bei den meisten der betroffenen Frauen hilft es auch, wenn sie einige Kilos abnehmen. Auch regelmäßiges Eincremen der betroffenen Stelle verringert die Eindellungen des Hautgewebes.

Mit einer Birken-Creme kann man die betroffenen Stellen regelmäßig einreiben. Zur Verstärkung der Wirkung kann man ergänzend etwa einmal in der Woche einen Birken-Blätter-Umschlag anlegen.

Wann zum Arzt: Bei Schmerzen im betroffenen Bereich

Heilpflanzen: Birke, Holunder, Rosmarin

Ätherische Öle: Cajeput, Minze, Rosmarin, Zitrone

Schüsslersalze: Nr. 8, 9, 10, 11

Homöopathie: Calcium fluoratum

Hausmittel: Heilerde-Umschläge, Einreibungen, Schwedenkräuter

Verhalten: Gymnastik, Sport

Darmkrämpfe

Bei Darmkrämpfen kommt es zu krampfartigen Schmerzen im Bauch, oft kombiniert mit Blähungen oder Durchfall. Manchmal verkrampft sich der Darm aber auch unabhängig von diesen Erkrankungen, beispielsweise bei Reizdarm.

Häufig ist Stress eine Ursache für Darmkrämpfe, aber auch andere Ursachen können zu Darmkrämpfen führen.

Wenn Darmkrämpfe keine eigenständige Erkrankung als Ursache haben, gilt die Behandlung in erster Linie der Entkrampfung. Dies kann man mit einem warmen Tee erreichen, der in Ruhe getrunken wird. Auch eine Wärmflasche kann gute Dienste leisten.

Wann zum Arzt: Bei starken Schmerzen und unklarer Ursache

Schulmedizin: Je nach Ursache, entkrampfende Medikamente

Heilpflanzen: Anis, Baldrian, Fenchel, Ingwer, Kalmus, Kamille, Königskerze,

Schüsslersalze: Nr. 3, 5, 7

Homöopathie: Ammi visnaga, Bellis perennis, Carbo vegetabilis, Chamomilla, China, Hamamelis, Lycopodium, Podophyllum

Hausmittel: Wärmflasche, warmer Bauchwickel

Verhalten: Zeit nehmen, für innere Ruhe sorgen

Diabetes mellitus - Zuckerkrankheit

Diabetes gehört zu den gefürchtetsten Zivilisationskrankheiten der heutigen Zeit. Weil Diabetes im engen Zusammenhang mit dem Zuckerstoffwechsel steht, wird die Krankheit traditionell auch als Zuckerkrankheit bezeichnet.

Bei Diabetes kann der Blutzucker nicht mehr ausreichend gesenkt werden, weil das Insulin entweder nicht mehr richtig funktioniert oder zu wenig davon gebildet wird.

Die Erkrankung hängt häufig mit Übergewicht und Bewegungsmangel zusammen, basiert aber meistens auf einer Veranlagung zu Diabetes.

Manche Menschen erkranken aufgrund eines Autoimmundefekts schon in jungen Jahren an einer besonders schweren Form des Diabetes, bei der die Produktion des Insulins nahezu oder ganz zum Erliegen kommt. Man spricht in diesem Fall vom juvenilen Diabetes oder Diabetes Typ 1. Die Betroffenen müssen lebenslang Insulin spritzen.

Die weniger schwere Form des Diabetes entwickelt sich häufig infolge von Übergewicht oder durch langjährige Fehlernährung. Man spricht von Altersdiabetes oder Diabetes Typ 2. In diesem Fällen reicht manchmal schon vermehrte Bewegung und eine Ernährungsumstellung, um die Krankheit in den Griff zu bekommen.

Diabetes kann aufgrund von Durchblutungsstörungen zahlreiche schwerwiegende Folgen haben, wie Blindheit, absterbende Gliedmaßen, Herzinfarkt.

Neben einer sorgfältigen Behandlung der Krankheit, ist es vor allem wichtig, dass man sich regelmäßig bewegt und ausgewogen ernährt.

Manche Heilpflanzen können dabei helfen, den Blutzuckerspiegel zu senken. Sie eignen sich aber nur zur begleitenden Behandlung und nicht als alleinige Maßnahme, außer in sehr leichten Fällen.

Wann zum Arzt: Bei Verdacht auf Diabetes

Schulmedizin: Medikamente, Insulin, Ernährungsumstellung

Heilpflanzen: Zimt, Aloe vera, Brennnessel, Goldrute, Salbei, Schafgarbe, Traubensilberkerze, Wegwarte

Schüsslersalze: Nr. 6, 7, 8, 9, 10, 11

Homöopathie: Kreosotum, Lycopodium, Natrium muriaticum, Phosphorus

Hausmittel: Schwedenkräuter

Verhalten: Bewegung, ausgewogene Ernährung: z.B. weniger Kohlenhydrate, insbesondere weniger Fruchtzucker und Nahrungsmittel mit hohem glykämischen Index.

Durchblutungsstörungen

Störungen der Durchblutung können bei mehreren Krankheiten auftreten, beispielsweise bei Arteriosklerose.

Durchblutungsstörungen können zahlreiche Beschwerden auslösen. Dazu gehören unter anderem kalte Hände und kalte Füße bis hin zu Ameisenlaufen, Kopfschmerzen, Gangstörungen und Sehstörungen. Langfristige Folgen von Durchblutungsstörungen können Herzinfarkt oder Schlaganfall sein.

Wenn man unter Durchblutungsstörungen leidet, sollte man unbedingt ausreichend trinken (2-3 l täglich). Regelmäßige Bewegung ist wichtig.

Heilpflanzen kann man innerlich anwenden, um die Durchblutung von innen her zu verbessern.

Außerdem kann man die schlecht durchbluteten Stellen mit Rosmarin-Creme einreiben.

Wann zum Arzt: Bei Schmerzen durch Durchblutungsstörungen

Schulmedizin: Evtl. blutverdünnende Mittel

Heilpflanzen: Rosskastanie, Ingwer, Rosmarin, Schachtelhalm, Schafgarbe,

Ätherische Öle: Angelika, Lavendel, Pfefferminze, Rosmarin,

Schüsslersalze: Nr. 1, 2, 3, 5, 7

Homöopathie: Allium sativum, Ammi visnaga, Kreosotum, Lachesis

Hausmittel: Wasseranwendungen, Wadenwickel, Schwedenkräuter

Verhalten: Regelmäßige Bewegung

Durchfall

Durchfall ist ein Symptom verschiedener Krankheiten, bei dem es zu dünnem Stuhlgang kommt. Der Stuhl schwankt zwischen breiartig bis hin zu wässrig.

Oft hat man bei Durchfall auch schmerzhafte Darmkrämpfe, manchmal auch Übelkeit und Erbrechen, je nachdem, ob auch der Magen erkrankt ist.

Durchfall kann sehr viele mögliche Ursachen haben. Häufig sind Magen-Darm-Infektionen (siehe Magen-Darm-Grippe) durch Bakterien oder

Viren, beispielsweise der verbreitete Norovirus. Auch verdorbenes Essen oder seelischer Stress können Durchfall verursachen. Einige chronische Darmerkrankungen, wie beispielsweise Morbus Crohn können Durchfall verursachen.

Bei starken Durchfällen ist vor allem der Wasserverlust gefährlich. Daher muss man unbedingt viel trinken, wenn man starken Durchfall hat. Auch der Ersatz von Salz und anderen Mineralien ist wichtig. Insbesondere Kinder oder alte Menschen sind von einer gefährlichen Austrocknung bedroht.

Viele Kräuter helfen traditionell gegen Durchfall. Dies basiert im allgemeinen auf einer darmberuhigenden Wirkung und teilweise auch auf der Abtötung von Krankheitserregern. In schweren Fällen können Kräuter aber nur begleitend zur ärztlichen Behandlung eingesetzt werden.

Wann zum Arzt: bei starken oder lang andauernden Durchfällen.

Schulmedizin: Kohletabletten, Infusion, bei Bedarf Antibiotika

Heilpflanzen: Kamille, Aloe vera, Anis, Bärentraubenblätter, Birke, Brennnessel, Fenchel, Frauenmantel, Goldrute, Johanniskraut, Königskerze, Pfefferminze, Salbei, Schafgarbe, Spitzwegerich, Thymian,

Schüsslersalze: Nr. 3, 5, 8, 10

Homöopathie: Argentum nitricum, Arsenicum album, Calcium phosphoricum, Camphora, Chamomilla, Ipecacuanha, Nux vomica

Hausmittel: Wärmflasche, Propolis. Heilerde innerlich

Verhalten: Viel trinken, Salzstangen essen, Zwieback essen

Eiterungen

Eiter tritt auf, wenn der Körper eine bakterielle Infektion bekämpft. In seltenen Fällen entsteht Eiter auch bei Entzündungen ohne Mitwirkung von Bakterien.

Die gelblich-grüne Eitersubstanz entsteht durch den Abbau von getöteten Bakterien und zerstörten Körperzellen. Es ist also ein Abfallprodukt des Entzündungsvorgangs. Eiter kommt bei Hautabschürfungen, Furunkeln und auch bei inneren Infektionen vor.

Wann zum Arzt: Bei starken Eiterungen, Fieber

Schulmedizin: Desinfektion, Antibiotika

Heilpflanzen: Kamille, Angelika, Lavendel, Meerrettich, Ringelblume, Salbei, Schafgarbe, Spitzwegerich, Thymian,

Ätherische Öle: Teebaum, Angelika, Kamille

Schüsslersalze: Nr. 5, 6, 9, 11, 12

Homöopathie: Calcium sulfuricum, Calendula

Hausmittel: Heilerde, Schwedenkräuter, Propolis

Ekzeme

Wenn sich die Haut ohne die Einwirkung von Krankheitserregern entzündet, spricht man von einem Ekzem.

Ekzeme können verschiedene Ursachen haben, beispielsweise Allergien, Gifte (z.b. Putzmittel) oder innere Faktoren.

Eine verbreitete Art von Ekzem ist die Neurodermitis (siehe Neurodermitis). Häufig ist auch das Kontaktekzem, das durch Bekleidung, Schmuck oder berufliche Substanzen verursacht werden kann.

Bei Ekzemen kommt es zu geröteten Hautstellen, die häufig mit Bläschen, Knötchen und Krusten einhergehen. Viele Ekzeme jucken stark. Oft siedeln sich auf der entzündeten Haut Bakterien an, sodass es als Komplikation doch noch zu einer Infektion der Haut kommt.

Wenn man den Verursacher des Ekzems kennt, sollte man ihn unbedingt weglassen. Eine Behandlung des Ekzems ist dann in zweiter Linie sinnvoll. Welche Behandlung und welches Naturheilmittel im Einzelfall am besten hilft, kann sehr unterschiedlich sein. Daher muss man eventuell mehrere verschiedene Behandlungsmethoden versuchen.

Wann zum Arzt: Bei unklarer Ursache oder starken Beschwerden.

Schulmedizin: Salben, Kortison-Präparate

Heilpflanzen: Aloe vera, Birke, Frauenmantel, Johanniskraut, Kamille, Lavendel, Ringelblume, Rosskastanie, Salbei, Schafgarbe, Spitzwegerich, Thymian

Schüsslersalze: Nr. 2, 6, 12

Homöopathie: Bellis perennis, Cardiospermum, Graphites, Sulfur

Hausmittel: Propolis, Heilerde

Verhalten: Verursacher meiden

Entzündungen

Eine Entzündung ist die Reaktion des Körpers auf Krankheitserreger, chemische oder physikalische Reize, beispielsweise Fremdkörper.

Entzündungen zeichnen sich aus durch Schmerzen, Rötung, Schwellung und Beeinträchtigung der Funktion.

Eigentlich ist eine Entzündung eine sinnvolle Reaktion des Körpers, um Krankheitserreger oder Fremdkörper zu bekämpfen. Auch die Heilung von beschädigtem Gewebe wird zunächst gefördert. Doch wenn eine Entzündung zu stark ist oder durch Autoimmun-Reaktionen ausgelöst wurde, dann ist sie für den Körper eher schädlich.

Zur Behandlung von Entzündungen gibt es zahlreiche Heilpflanzen mit einer entzündungshemmenden Wirkung. Viele davon wirken zudem antibiotisch und wundheilend, sodass der Heilungsvorgang aktiv unterstützt wird.

Je nachdem, wo die Entzündung stattfindet, kann man sie innerlich durch Tees oder äußerlich und Waschungen, Bäder, Umschläge oder Salben behandeln.

Wann zum Arzt: Bei starken Schmerzen oder Fieber

Schulmedizin: Antibiotika, entzündungshemmende Mittel

Heilpflanzen: Kamille, Aloe vera, Holunder, Lavendel, Ringelblume, Schafgarbe, Thymian, Weiden-Rinde

Ätherische Öle: Teebaum, Bergamotte, Cajeput, Geranie, Kamille, Lavendel, Melisse, Pfefferminze, Zitrone

Schüsslersalze: Nr. 3, 4, 6

Homöopathie: Echinacea, Hamamelis, Kalium chloratum

Hausmittel: Heilerde, Quarkwickel, Kohlwickel, Schwedenkräuter, Propolis

Verhalten: Entzündeten Körperbereich schonen

Erkältung

Erkältungen gehören zu den häufigsten Gesundheitsproblemen, mit denen ein Mensch heutzutage konfrontiert wird.

Bei einer Erkältung kommt es zu Schnupfen, Husten, Halsschmerzen und manchmal auch Fieber.

Wenn die Erkältung erst einmal ausgebrochen ist, kann man ihre Dauer meistens nicht wesentlich beeinflussen. Doch die Schwere der Symptome lässt sich mit einer geeigneten Behandlung erheblich lindern.

Heilkräuter helfen sehr gut gegen die verschiedenen Beschwerden einer Erkältung. Man kann sie einzeln behandeln oder mit einer Teemischung, die gegen alle Erkältungssymptome hilft (siehe Erkältungs-Tee).

Wann zum Arzt: Bei Fieber über 39°C

Schulmedizin: Medikamente zum Lindern der Symptome

Heilpflanzen: Angelika, Fenchel, Frauenmantel, Holunder, Ingwer, Kamille, Königskerze, Linde, Meerrettich, Melisse, Pfefferminze, Salbei, Sonnenhut, Spitzwegerich, Thymian, Zimt

Ätherische Öle: Angelika, Anis, Bergamotte, Cajeput, Eukalyptus, Fenchel, Ingwer, Melisse, Myrte, Pfefferminze, Rosmarin, Salbei, Teebaum, Thymian, Wacholder, Zitrone, Weiden-Rinde

Schüsslersalze: Nr. 3, 5, 10

Homöopathie: Aconitum, Allium cepa, Belladonna, Calendula, Camphora, Chamomilla, Graphites, Nux vomica, Sepia

Hausmittel: Dampfbad, Propolis, Schwedenkräuter, Heiße Zitrone

Verhalten: Bei Fieber Bettruhe, viel Ruhe

Fieber

Fieber ist eine Erhöhung der Körpertemperatur auf mehr als 38°C.

Diese erhöhte Körpertemperatur ist im Prinzip eine sinnvolle Reaktion des Körpers, um Krankheitserreger zu zerstören. Fieber ist also vor allem eine Funktion der Selbstheilungskräfte. Auf der anderen Seite ist Fieber auch ein deutliches Zeichen, dass man krank ist.

Bei hohem Fieber, also über 39,5°C, wird die Belastung für den Körper so groß, dass Fieber schädlich wird. Solch hohes Fieber sollte möglichst gesenkt werden. Ab 40°C Körpertemperatur sollte unbedingt der Arzt gerufen werden.

Meistens ist Fieber abends höher als morgens, sodass sich bei einer mehrtägigen fieberhaften Erkrankung eine typische Auf- und Ab-Bewegung der Fieberkurve ergibt.

Kinder neigen eher zu hohem Fieber als Erwachsene. Bei vielen Erwachsenen ist schon eine erhöhte Temperatur über 37°C ein deutliches Zeichen, dass gerade eine Infektion bekämpft wird.

Zum Senken des Fiebers haben sich kühle Wadenwickel bewährt. Die Wadenwickel kann man mit verdünnten Schwedenkräutern oder Essig verstärken.

Wann zum Arzt: Wenn das Fieber über 39,5°C ansteigt

Schulmedizin: Fiebersenkende Mittel

Heilpflanzen: Holunder, Ingwer, Kamille, Linde, Melisse, Weiden-Rinde

Schüsslersalze: Nr. 3, 5

Homöopathie: Apis mellifica, Arsenicum album, Belladonna, China, Eupatorium, Ferrum phosphoricum, Lachesis, Nux vomica, Sulfur

Hausmittel: Wadenwickel, Schwedenkräuter

Verhalten: Bettruhe, viel trinken

Frühjahrsmüdigkeit

Im Frühjahr, wenn das Wetter wieder schöner und die Tage länger werden, leiden viele Menschen unter ständiger Müdigkeit. Das ist die berüchtigte Frühjahrsmüdigkeit. Sie ist eine Folge des Winters mit seinen langen Nächten, wenig Bewegung und wenig frischer Nahrung. Oft wirken sich auch die häufigen Wetterwechsel im Frühjahr ermüdend aus.

Gegen die Frühjahrsmüdigkeit hilft guter Schlaf, Bewegung an frischer Luft und eine vitaminreiche Ernährung.

Als Heilpflanzen helfen entgiftende Kräuter, bevorzugt solche, die im Frühjahr schon wachsen.

Heilpflanzen: Birke, Brennnessel, Löwenzahn

Schüsslersalze: Nr. 2, 3, 6, 8, 9, 10

Homöopathie: Arnica, Arsenicum album, Calcium carbonicum, China, Cocculus, Lycopodium, Nux vomica

Hausmittel: Schwedenkräuter, Wechselduschen

Verhalten: Frische Luft, Bewegung, ausreichend Schlaf

Furunkel - Karbunkel

Wenn ein Pickel extrem dick wird und stark schmerzt, spricht man von einem Furunkel. Wie bei einem Pickel ist bei einem Furunkel die Talgdrüse eines Körperhaares entzündet und schmerzhaft geschwollen. Es kommt zu einer rötlichen Beule. Später Eiter, der manchmal durch die Haut hindurch als gelblicher Fleck zu sehen ist.

Eine typische Stelle für Furunkel ist das Gesäß oder die Oberschenkel-Rückseiten. Man hat dann Schmerzen beim Sitzen. Auch andere Stellen, die viel Druck aushalten müssen, sind oft von Furunkeln betroffen.

Bei häufigen und sehr schmerzhaften Furunkeln sollte man unbedingt einen Arzt aufsuchen. Nur kleine Furunkel darf man selbst behandeln.

Wichtig ist es, dass man den Bereich rund um den Furunkel sehr sauber hält, damit sich die Krankheits-Erreger nicht weiter ausbreiten können.

Mit Kamillen-Creme kann man einen Umschlag machen, den man mehrere Stunden oder über Nacht aufliegen lässt. Bei Bedarf kann man den Umschlag wiederholen. Der Umschlag hilft dem Furunkel beim Heranreifen.

Entweder schrumpft der Furunkel dann von selber oder er öffnet sich und der Eiter entleert sich. In diesem Fall sollte man die offene Stelle anschließend sehr sorgfältig mit einer desinfizierenden Lösung reinigen und anschließend mit einem Pflaster schützen.

Wann zum Arzt: Bei sehr schmerzhaften oder häufigen Furunkeln

Schulmedizin: Zugsalbe, Antibiotika, chirurgische Öffnung

Heilpflanzen: Holunder, Kamille, Ringelblume, Sonnenhut, Spitzwegerich, Thymian

Ätherische Öle: Teebaum, Kamille, Lavendel, Sandelholz, Thymian

Schüsslersalze: Nr. 1, 3, 11, 12

Homöopathie: Arnica, Belladonna, Carbo vegetabilis, Lachesis

Hausmittel: Heilerde, Propolis, Schwedenkräuter, Zwiebelsäckchen

Verhalten: Nicht am Furunkel herumdrücken, sehr sauber halten.

Gallenkolik

Eine Gallenkolik ist ein sehr schmerzhaftes Erlebnis, das meistens durch einen Gallenstein verursacht wird. Die Gallenblase und der Gallengang versuchen, den Gallenstein auszutreiben und verkrampfen sich zu diesem Zweck sehr stark. Diese Krämpfe sind extrem schmerzhaft.

Wenn die Austreibung des Gallensteines nicht gelingt und der Stein in den Gallengängen stecken bleibt, kommt es zu einer Stauung der Gallenflüssigkeit. Die Gallenblase schwillt dann an, verkrampft sich noch mehr und schmerzt noch stärker.

Die Schmerzen bei einer Gallenkolik lassen sich vor allem im rechten Oberbauch lokalisieren. Manchmal fühlt es sich aber auch an wie besonders starke Magenkrämpfe. Gallenkoliken können nach besonders schweren Mahlzeiten auftreten, aus heiterem Himmel oder wenn man eine Fastenkur macht.

Beim ersten Auftreten einer Gallen-Kolik sollte man unbedingt einen Arzt aufsuchen, um die Situation in der Gallenblase abklären zu lassen. Wenn die Schmerzen sehr stark sind, muss der Notarzt gerufen werden.

Wann zum Arzt: Bei starken Schmerzen im rechten Oberbauch

Schulmedizin: Entkrampfende Mittel, Schmerzmittel, Operation

Heilpflanzen: Baldrian, Fenchel, Pfefferminze, Schafgarbe

Schüsslersalze: Nr. 7 als heiße Sieben

Homöopathie: Ammi visnaga, Belladonna, Bryonia, Camphora, China, Nux vomica

Hausmittel: Wärmflasche, warmer Bauchwickel, Propolis, Schwedenkräuter

Gallenschwäche

Bei einer schwachen Funktion der Gallenblase kann es zu verschiedenen Verdauungsstörungen kommen.

Die Aufgabe der Gallenblase ist die Aufbewahrung und Eindickung des Gallensaftes. Dieser Gallensaft wird für die Verdauung der Nahrungsfette benötigt und von der Leber produziert.

Eine schwache Gallenblase kann nicht genügend Gallensaft speichern. Bei fettreichen Mahlzeiten steht dann nicht genügend Gallensaft zur Verdauung zur Verfügung.

Mit Kräutern kann man die Leber anregen, mehr Gallensaft zu produzieren. Außerdem wird die Gallenblase gestärkt.

Zur Behandlung der Gallenschwäche kann man die Kräuter innerlich anwenden. Außerdem kann man etwa einmal in der Woche einen Leber-Umschlag auflegen.

Wann zum Arzt: Bei erheblichen Verdauungsbeschwerden

Schulmedizin: Medikamente

Heilpflanzen: Mariendistel, Artischocke, Javanische Gelbwurz, Bärentraubenblätter, Löwenzahn, Pfefferminze, Ringelblume, Salbei, Wegwarte

Schüsslersalze: Nr. 3, 9, 10

Homöopathie: Berberis, Bryonia, Chelidonium

Hausmittel: Propolis, Schwedenkräuter

Gallensteine

In der Gallenblase können Gallensteine oder Gallengrieß entstehen, wenn die Gallenflüssigkeit zu konzentriert ist. Durch diese hohe Konzentration des Gallensaftes entstehen Kristalle, die zuerst kleine Grießkörner bilden und später zu größeren Steinen heranwachsen können.

Viele Menschen haben Steine in der Gallenblase, doch die meisten von ihnen wissen nichts davon und haben auch keinerlei Beschwerden dadurch. Nur ein Teil der Gallensteinträger leidet unter den Steinen, beispielsweise durch Verdauungsstörungen oder Gallenkoliken. Gallensteine ohne Beschwerden brauchen nicht behandelt werden, anders als Gallensteine, die Beschwerden verursachen.

Gallensteine können entstehen, wenn man nicht genug trinkt. Daher ist es wichtig, immer 2-3 l Wasser täglich zu trinken. Außerdem gibt es mehrere Faktoren, die die Entstehung von Gallensteine fördern, beispielsweise familiäre Veranlagung, Übergewicht, mittleres Lebensalter, heller Hauttyp und Östrogen-Dominanz.

Siehe auch: www.gesundheitsratgeber-gallensteine.de

Wann zum Arzt: Bei Schmerzen im rechten Oberbauch

Schulmedizin: Medikamente, Operation

Heilpflanzen: Mariendistel, Artischocke, Javanische Gelbwurz, Bärentraubenblätter, Löwenzahn, Pfefferminze

Schüsslersalze: Nr. 1, 2, 7, 9, 10, 11

Homöopathie: Berberis, Bryonia, Camphora, Chelidonium, China, Nux vomica

Hausmittel: Wasser trinken, Propolis, Schwedenkräuter

Verhalten: Fette Nahrung und schwere Mahlzeiten meiden, ausreichend trinken, keine strengen Diäten durchführen

Gedächtnisschwäche

Wenn man Probleme mit der Erinnerung hat, spricht man von Gedächtnisschwäche. Bei älteren Menschen ist eine gewisse Vergesslichkeit durchaus normal, es gibt aber auch Krankheiten mit verstärkter Gedächtnisschwäche bis hin zur Demenz, beispielsweise Alzheimer.

Auch jüngere Menschen können unter Gedächtnisschwäche leiden, etwa hormonbedingt in den Wechseljahren, Stress oder durch Vitamin-B-Mangel. Auch viele andere Ursachen kommen für Gedächtnisprobleme in Frage. Manchmal ist es schwierig, die Ursache herauszufinden.

Wenn die Ursache für Gedächtnisstörungen bekannt ist, sollte in erster Linie diese Ursache behandelt werden.

Mit Naturheilkunde und Hausmitteln kann man das Gedächtnis stärken und so die Behandlung unterstützen.

Wann zum Arzt: Bei ausgeprägter Gedächtnisschwäche

Schulmedizin: Medikamente je nach Ursache, Vitamin B-Komplex

Heilpflanzen: Ginkgo, Kalmus, Melisse

Schüsslersalze-Behandlung: Nr. 3, 5, 8, 12

Homöopathie: Anacardium, Carbo vegetabilis, Colchicum, Hamamelis

Hausmittel: Propolis, Blütenpollen, Schwedenkräuter

Verhalten: Ausreichend schlafen, genug trinken, Bewegung an frischer Luft.

Gelenkentzündungen

Wenn ein Gelenk schmerzt und entzündet ist, was man manchmal an einer roten, heißen Schwellung erkennen kann, spricht man von einer Gelenkentzündung. Eine Gelenkentzündung ist jedoch kein eigenständiges Krankheitsbild, sondern kann viele verschiedene Ursachen haben.

Besonders häufig ist eine Arthrose (siehe Arthrose) die Ursache für die Entzündung des Gelenks. Auch Gicht (siehe Gicht) kommt relativ häufig vor. Deutlich seltener geworden ist hingegen der Rheumatismus (siehe Seite Rheuma - Arthritis), weil in den Industrieländern nur noch relativ wenige Menschen in kalten, feuchten Wohnungen leben müssen.

Bei häufiger auftretenden Gelenkschmerzen sollte unbedingt die Ursache ärztlich abgeklärt und behandelt werden.

Mit Heilkräutern kann man in akuten Fällen Umschläge anlegen. Um weitere Gelenksentzündungen zu verhindern, kann man die empfindlichen Gelenke regelmäßig mit Salben einreiben, die viele würzige ätherische Öle enthalten, z.B. Minze, Kiefer.

Wann zum Arzt: Bei häufigen oder starken Gelenkschmerzen

Schulmedizin: Medikamente, Salben, manchmal Operation

Heilpflanzen: Teufelskralle, Arnika, Brennnessel, Königskerze, Löwenzahn, Mistel, Thymian, Wacholder

Ätherische Öle: Angelika, Cajeput, Geranie, Ingwer, Kamille, Kiefer, Lavendel, Pfefferminze, Teebaum, Wacholder, Zitrone

Schüsslersalze: Nr. 1, 3, 4, 6, 9, 10, 11, 12

Homöopathie: Apis mellifica, Arnica, Bryonia, China, Harpagophytum, Pulsatilla, Rhus toxicodendron, Ruta graveolens

Hausmittel: Propolis, Schwedenkräuter-Umschlag, Heilerde-Umschlag, Quarkwickel

Geschwollene Füße

Wenn die Füße dick anschwellen, weil sich zu viel Wasser darin sammelt (Ödeme), dann hängt dieses Problem meistens mit einem überforderten Herz zusammen (siehe Herzschwäche). Das Blut wird in dieser Situation nicht ausreichend aus den Füssen abgepumpt und durch den Stau tritt Flüssigkeit aus dem Blut ins umgebende Gewebe über. Die Füße werden dick.

Bei ständig geschwollenen Füßen, vor allem in Kombination mit Kurzatmigkeit, kann eine echte Herzschwäche vorliegen, die unbedingt ärztlich behandelt werden sollte.

Oft ist das Herz aber nur in bestimmten Situationen überfordert. Dies ist beispielsweise an besonders heißen Tagen der Fall, oder wenn man den ganzen Tag auf den Beinen war. Auch Hormonstörungen, wie sie beispielsweise vor der Periode oder in den Wechseljahren auftreten können, können geschwollene Füße verursachen.

Wenn die Füße geschwollen sind, sollte man sie nach Möglichkeit hoch legen. Hilfreich kann auch ein kaltes Fußbad, ein kalter Fußguss oder Wassertreten sein.

Man kann geschwollene Füße auch mit Rosskastanien-Creme einreiben oder man legt einen kühlen Pfefferminze-Umschlag auf.

Unterstützt werden diese äußeren Maßnahmen durch die Einnahme von Rosskastanien-Tropfen oder Tee. Dadurch wird der ganze Körper belebt und die Flüssigkeit kann leichter aus den Füßen abtransportiert werden.

Wann zum Arzt: Bei häufigen oder stark geschwollenen Füßen

Schulmedizin: Entwässernde Medikamente

Heilpflanzen: Rosskastanie, Birke, Brennnessel, Goldrute, Holunder, Löwenzahn, Schachtelhalm, Wacholder, Weißdorn

Schüsslersalze: Nr. 4, 8, 11

Homöopathie: Aesculus, Convallaria, Crataegus, Digitalis

Hausmittel: Kaltes Fußbad, Schwedenkräuter

Verhalten: Füße hochlegen, Gehen statt stehen, Beingymnastik

Gicht

Bei der Gicht kommt es zu Gelenkschädigungen aufgrund einer Stoffwechselstörung.

Die Harnsäure, die u.a. durch reichlichen Fleischgenuss anfällt, kann bei Gicht nicht ausreichend über die Nieren ausgeschieden werden. Dadurch bleibt zu viel Harnsäure im Blut und wandert somit durch den ganzen Körper. In den Gelenken sammelt sich die überschüssige Harnsäure an und kristallisiert dort aus, sodass sich scharfkantige Steinchen bilden.

Durch die scharfkantigen Kristalle kann es zu Entzündungen in den Gelenken kommen. Oft kommt es dadurch zu einem akuten Gichtanfall, der meistens das Großzehengelenk betrifft.

Beim akuten Gichtanfall schwillt das betroffene Gelenk sehr schmerzhaft an. Jede Berührung tut stark weh und man kann auch nicht mehr gehen.

Ein akuter Gichtanfall sollte unbedingt ärztlich behandelt werden. Zur Linderung wird meistens ein Colchicin-Präparat verabreicht (Gift der Herbstzeitlose).

Mit kühlender Pfefferminze, Schwedenkräutern, Kohl oder Quark kann man zur Linderung der Schmerzen einen Umschlag auflegen.

Wenn der Gichtanfall abgeklungen ist, kann man Kräuter innerlich anwenden, um die Stoffwechselprozesse zu fördern.

Siehe: www.gesundheitsratgeber-gicht.de

Wann zum Arzt: Beim akuten Gichtanfall

Schulmedizin: Medikamente, z.B. Colchicin, Allopurinol

Heilpflanzen: Birke, Brennnessel, Angelika, Goldrute, Johanniskraut, Kamille, Löwenzahn, Thymian, Wacholder

Schüsslersalze: 4, 8, 9, 10, 11, 12

Homöopathie: Berberis, Calcium fluoratum , Colchicum,

Hausmittel: Weißkohl-Umschläge, Quark-Umschläge, Schwedenkräuter

Verhalten: Purinarm ernähren, d.h. keine Innereien, wenig Fleisch.

Grippe - Influenza

Im Gegensatz zu einer Erkältung mit Fieber (siehe Erkältung) ist die echte Virus-Grippe (Influenza) eine schwere Erkrankung, die bei vorgeschädigten oder alten Menschen sogar zum Tode führen kann.

Bei der echten Grippe kommt es nach einem plötzlichen Beginn meistens zu starken Gliederschmerzen und hohem Fieber. Husten, Schnupfen und die anderen typischen Erkältungsbeschwerden spielen eher eine untergeordnete Rolle.

Obwohl die Erkältung und die echte Grippe so unterschiedlich sind, werden sie im Volksmund oft beide als "Grippe" bezeichnet, was die Unterscheidung schwierig macht.

Wenn man bei Grippe Fieber hat, sollte man sich ins Bett legen und reichlich trinken.

Gegen die Symptome helfen zahlreiche Heilpflanzen und Hausmittel.

Wann zum Arzt: Bei Fieber über 39,5°C.

Schulmedizin: Medikamente, z.b. Neuraminidasehemmer

Heilpflanzen: Holunder, Ingwer, Kamille, Linde, Meerrettich, Pfefferminze, Sonnenhut, Sternanis, Thymian, Zimt

Schüsslersalze: Nr. 3, 4, 5, 10, 12

Homöopathie: Aconitum, Allium cepa, Belladonna, Calendula, Camphora, Chamomilla, Graphites, Nux vomica, Sepia

Hausmittel: Wadenwickel, Dampfbad, Schwedenkräuter, Heiße Zitrone

Verhalten: Bettruhe

Hämorrhoiden

Hämorrhoiden hat jeder Mensch, denn dabei handelt es sich um gefäßreiche Polster, die dabei helfen, den Darmausgang zu schließen. Meist ist jedoch das Hämorrhoidalleiden gemeint, wenn man von Hämorrhoiden spricht.

Beim Hämorrhoidalleiden kommt es zu Beschwerden mit den Hämorrhoiden, weil sie jucken, angeschwollen sind, nach außen rutschen oder gar bluten. Dadurch können sie beim Sitzen stören.

Probleme mit Hämorrhoiden sind zwar normalerweise nicht gefährlich, aber sie können sehr lästig und quälend sein.

Weil sich die Beschwerden durch Hämorrhoiden verstärkten, wenn man unter Verstopfung leidet, kann man Schwedenkräuter innerlich anwenden, um die Verstopfung zu beheben.

Äußerlich kann man die Hämorrhoiden mit Kamillen-Creme oder Rosskastanien-Creme einreiben.

Wann zum Arzt: Bei starken Beschwerden

Schulmedizin: Ernährungsumstellung, chirurgische Eingriffe

Heilpflanzen: Rosskastanie, Aloe vera, Hirtentäschel, Kamille, Ringelblume, Schafgarbe, Spitzwegerich, Wegwarte

Schüsslersalze: Nr. 1, 3, 4, 7, 8, 11

Homöopathie: Aesculus, Berberis, Carbo vegetabilis, China, Lachesis, Nux vomica, Sulfur

Hausmittel: Sitzbäder, Propolis, Schwedenkräuter

Verhalten: Für weichen Stuhlgang sorgen (siehe Verstopfung - Obstipation).

Halsschmerzen - Halsentzündung

Ein schmerzender Hals kann Teil einer Erkältung sein, aber auch eine eigenständige Erkrankung, beispielsweise eine Mandelentzündung.

Wenn es bei Halsschmerzen zu Fieber kommt, sollte man den Arzt konsultieren, denn es könnte eine bakterielle Mandelentzündung (Siehe Mandelentzündung - Angina) sein, die schwerwiegende Folgen nach sich ziehen kann.

Mit einem lauwarmen Salbei-Tee kann man gurgeln, um die Halsschmerzen zu lindern.

Wann zum Arzt: Bei Fieber mit Halsschmerzen

Schulmedizin: Antibiotika, Gurgel-Mittel

Heilpflanzen: Salbei, Anis, Fenchel, Frauenmantel, Kamille, Königskerze, Sonnenhut, Spitzwegerich, Thymian

Schüsslersalze: Nr. 3, 4, 6, 9, 11, 12

Homöopathie: Aconitum, Allium cepa, Apis mellifica, Argentum nitricum, Belladonna, Bellis perennis, Cantharis, Lachesis, Lycopodium

Hausmittel: Propolis, Schwedenkräuter, Honig, warmer oder kalter Halswickel, Heilerde-Umschlag, Kohlwickel, Quarkwickel

Verhalten: Stimme schonen, auf Wunsch Schal um den Hals

Hautentzündungen

Eine Hautentzündung ist keine eigenständige Krankheit, sondern ein Symptom, das bei vielen verschiedenen Erkrankungen auftreten kann. Man kann von einer Hautentzündung sprechen, wenn die Haut entzündet ist, das heißt, sie ist rot, schmerzt, ist eventuell geschwollen, heiß. Häufig ist auch Juckreiz ein wesentlicher Teil einer Hautentzündung, manchmal auch Abschuppungen, Pusteln, Nässen und Eiter.

Als Ursachen für Hautentzündungen kommen beispielweise Ekzeme (siehe Ekzeme) infrage, die nicht von Krankheitserregern verursacht werden, aber auch infektiöse Entzündungen der Haut.

Unabhängig von der Ursache können Heilpflanzen die Entzündungen der Haut verringern und Schmerzen und Juckreiz lindern.

Wann zum Arzt: Bei Fieber oder starken Beschwerden.

Schulmedizin: Je nach Ursache, z.b. lokale Antibiotika

Heilpflanzen: Kamille, Aloe vera, Frauenmantel, Johanniskraut, Lavendel, Löwenzahn, Ringelblume, Salbei, Schachtelhalm, Schafgarbe, Sonnenhut, Spitzwegerich, Thymian

Ätherische Öle: Teebaum, Angelika, Bergamotte, Cajeput, Geranie, Lavendel, Melisse, Myrte, Pfefferminze, Rose, Salbei, Sandelholz, Schafgarbe, Thymian, Zitrone

Schüsslersalze: Nr. 2, 6, 12

Homöopathie: Bellis perennis, Cardiospermum, Graphites, Sulfur

Hausmittel: Honig, Propolis, Heilerde-Umschlag

Heißhunger

Heißhunger ist keine Krankheit, aber er kann sehr problematisch werden, wenn man unter Übergewicht leidet.

Manchmal entsteht Heißhunger als Reaktion auf erzwungenen Verzicht, beispielsweise im Rahmen von strengen Diäten. Er kann jedoch auch ein Zeichen sein, dass einem bestimmte Nährstoffe fehlen, z.B. Heißhunger auf rotes Fleisch bei Eisenmangel. Häufiger ist Heißhunger jedoch ein suchtähnliches Phänomen, wenn man den Körper an Nahrungsmittel (vorwiegend Dickmacher) gewöhnt hat, beispielsweise Schokolade oder Chips.

Der sinnvollste Umgang mit dem Heißhunger hängt von seiner Ursache ab. Strenge Diäten mit ausgeprägtem Hunger sollte man meiden. Bei Heißhunger auf Süßigkeiten oder andere ungesunde Dickmacher kann jedoch ein entzugartiger Verzicht auf diese Nahrungsmittel nötig werden.

Reichlich Wasser trinken kann gegen Heißhunger-Attacken helfen. Auch Ablenkung kann hilfreich sein.

Wann zum Arzt: Wenn man zu stark zunimmt.

Heilpflanzen: Enzian, Löwenzahnwurzel, Wegwarte

Schüsslersalze: Nr. 4, 7, 8, 9

- Allgemeiner Heißhunger: Nr. 4 Kalium Chloratum
- Auf Schokolade: Nr. 7 Magnesium Phosphoricum
- Auf Salziges: Nr. 8 Natrium Chloratum
- Auf Süßigkeiten: Nr. 9 Natrium Phosphoricum
- Auf Fettes: Nr. 9 Natrium Phosphoricum

Homöopathie: Abrotanum, China, Kalium chloratum

Hausmittel: Schwedenkräuter

Verhalten: Ernährungsumstellung, Wasser trinken

Herzschwäche

Eine Herzschwäche tritt relativ häufig bei älteren Menschen auf. Auch starkes Übergewicht kann eine Herzschwäche begünstigen, weil das Herz durch das hohe Gewicht überlastet wird.

Man erkennt eine Herzschwäche unter anderem an Kurzatmigkeit, geschwollenen Füßen und einem allgemeinen Schwächegefühl.

Eine Herzschwäche ist eine schwere Erkrankung und gehört in die Hand des Arztes. Mit Heilpflanzen kann man die Herzschwäche begleitend behandeln. Bei einer leichten Herzschwäche reichen manchmal auch Heilpflanzen alleine als Behandlung.

Wann zum Arzt: Bei Verdacht auf Herzschwäche

Schulmedizin: Herzstärkende Medikamente, z.B. Digitalis

Heilpflanzen: Weißdorn, Mistel, Pfefferminze, Rosmarin, Schafgarbe, Traubensilberkerze, Zimt

Ätherische Öle: Pfefferminze, Rosmarin, Zitrone

Schüsslersalze: Nr. 1, 5, 7, 11

Homöopathie: Arnica, Bellis perennis, Convallaria, Crataegus, Digitalis, Lachesis

Hausmittel: Wasseranwendungen, Schwedenkräuter

Verhalten: Sanfte Bewegung sofern vom Arzt erlaubt, Abnehmen, falls erforderlich und möglich.

Husten

Husten gehört zu den besonders häufig auftretenden Erkrankungen, fast jeder Mensch hat im Laufe seines Lebens mehrmals Husten.

Bei Husten kommt es zu einer Reizung, Infektion und/oder Entzündung von Luftröhre und Bronchien. Durch die entzündlichen Vorgänge entsteht Schleim, der unter Geräuschentwicklung ruckartig nach oben befördert wird. Dieser Vorgang wird als Husten bezeichnet.

Meistens tritt Husten zusammen mit einer Erkältung (siehe Erkältung) auf, manchmal aber auch als einziges Symptom. Solch ein Husten ist meistens eine Bronchitis (siehe Bronchitis).

Es gibt zahlreiche hustenlindernde Heilpflanzen. Einige davon lösen den Schleim, andere fördern den Auswurf und wieder andere wirken gegen die Krankheitserreger des Hustens. Husten-Heilkräuter mit vielen ätherischen Ölen befreien auch die Atemwege, sodass man wieder leichter atmen kann. Am besten kombiniert man die Kräuter so, dass alle Wirkungen gemeinsam zum Einsatz kommen.

Wann zum Arzt: Bei Fieber oder starken Beschwerden.

Schulmedizin: Husten-Medikamente, evtl. Antibiotika

Heilpflanzen: Fenchel, Angelika, Anis, Holunder, Ingwer, Kamille, Königskerze, Lavendel, Linde, Meerrettich, Melisse, Salbei, Spitzwegerich, Thymian, Wacholder

Ätherische Öle: Thymian, Anis, Eukalyptus, Fenchel, Ingwer, Myrte, Pfefferminze, Rosmarin, Wacholder

Schüsslersalze: Nr. 2, 3, 4, 8

Homöopathie: Aconitum, Ammi visnaga, Bellis perennis, Bryonia, Ferrum phosphoricum, Ignatia, Ipecacuanha, Pulsatilla, Sulfur

Hausmittel: Dampfbad, Honig, Propolis, Kohlwickel, Quarkwickel

Infektionskrankheiten

Infektionskrankheiten ist ein Sammelbegriff für alle Krankheiten, die durch Bakterien, Viren und andere Krankheitserreger verursacht werden. Durch Krankheitserreger kann es zu ganz unterschiedlichen Krankheiten kommen.

Infektionskrankheiten können sich durch Fieber, Schnupfen, Husten, Erbrechen, Durchfall und zahlreiche andere Symptome äußern.

Mit einem starken Immunsystem ist man besser in der Lage, Infektionen frühzeitig abzuwehren. Dadurch können die Krankheiten verhindert oder abgemildert werden.

Wann zum Arzt: Bei Verdacht auf eine schwere Infektionskrankheit

Heilpflanzen: Sonnenhut, Ingwer, Linde, Meerrettich, Rosmarin, Salbei, Sonnenhut

Ätherische Öle: Teebaum, Angelika, Bergamotte, Cajeput, Kamille, Lavendel, Myrte, Pfefferminze, Salbei, Sandelholz, Thymian, Zitrone

Schüsslersalze: Nr. 1, 2, 3, 6, 7, 11

Homöopathie: Aconitum, Belladonna, Calendula, China, Echinacea, Ferrum phosphoricum

Hausmittel: Honig, Kaltwasser-Anwendungen, Schwedenkräuter, Propolis

Verhalten: Bei Fieber Bettruhe, viel Ruhe

Insektenstiche

Manche Insekten können stechen, beispielsweise Mücken, Wespen und Bienen. Durch das Gift, das bei einem Stich in die Haut gespritzt wird, kann es zu Schwellungen, Juckreiz und Schmerzen kommen. Je nachdem welches Insekt gestochen hat, sind die Beschwerden unterschiedlich.

Die meisten Insektenstiche sind harmlos, aber wenn beispielsweise eine Biene innen in den Hals sticht, kann es zu lebensbedrohlichen Atemproblemen kommen. Manche Mücken übertragen auch Krankheitserreger beim Stechen, beispielsweise Malaria. Einige Menschen reagieren allergisch auf Stiche, sodass bei ihnen schon ein einfacher Bienenstich zur Lebensgefahr werden kann.

Man sollte Insektenstiche nicht kratzen, damit sie sich nicht entzünden.

Heilkräuter können gegen die Schmerzen und den Juckreiz durch Insektenstiche lindernd wirken.

Wann zum Arzt: Bei allergischen Reaktionen oder Stich in den Rachen.

Schulmedizin: Antiallergische Medikamente

Heilpflanzen: Aloe vera, Goldrute, Kamille, Melisse, Salbei, Spitzwegerich

Ätherische Öle: Lavendel, Melisse, Myrte, Pfefferminze, Teebaum

Schüsslersalze: Nr. 3, 8

Homöopathie: Apis mellifica, Arnica, Ledum, Urtica urens

Hausmittel: Halbierte Zwiebel auflegen, Eispackung, Propolis, Schwedenkräuter, Heilerde

Verhalten: nicht kratzen

Juckreiz

Juckreiz ist zwar keine eigenständige Krankheit, aber er kann dennoch sehr quälend sein. Manche Krankheiten, beispielsweise Neurodermitis gehen mit starkem, dauerhaftem Juckreiz einher und sind daher sehr belastend für die Betroffenen.

Die Ursachen für Juckreiz können sehr unterschiedlich sein, z.B. Allergien, trockene Haut, Heilungsphase nach Verletzungen, Insektenstiche, Alter, Diabetes, Vitamin B12-Mangel, Übersäuerung, Parasiten-Befall.

Bei ungeklärtem Juckreiz ist es zunächst wichtig, die Ursache heraus zu finden. Die Behandlung der Ursache ist im Allgemeinen wirksamer als eine reine Symptombekämpfung, zumindest, wenn es sich um eine behandelbare Ursache handelt.

Wann zum Arzt: bei ungeklärtem Juckreiz

Schulmedizin: Antihistaminika, Kortison

Heilpflanzen: Aloe vera, Lavendel, Birke, Kamille, Melisse,

Ätherische Öle: Teebaum, Lavendel, Bergamotte, Geranie, Kamille

Schüsslersalze: Nr. 2, 3, 6, 7, 8, 10, 11

Homöopathie: Apis mellifica, Berberis, Ledum, Rhus toxicodendron, Sulfur, Urtica urens

Hausmittel: Propolis, Schwedenkräuter, Heilerde, Kaltwasser-Anwendungen

Verhalten: nicht kratzen

Kalte Füße

Kalte Füße werden meistens durch eine schlechte Durchblutung verursacht. Deshalb ist es wichtig, die Durchblutung in den Füßen anzuregen.

Außerdem hilft es, ausreichend dicke Socken anzuziehen, damit die Füße nicht zu viel Wärme an die Umgebung verlieren.

Kalte Füße sind nicht nur unangenehm, sie können auch Blasenentzündungen (siehe Blasenentzündung) auslösen. Daher sollte man kalte Füße nicht auf die leichte Schulter nehmen.

Wann zum Arzt: Bei Empfindungsstörungen in den Füßen

Schulmedizin: Medikamente zur Durchblutungsförderung

Heilpflanzen: Ingwer, Rosmarin, Rosskastanie, Schachtelhalm, Schafgarbe

Ätherische Öle: Angelika, Pfefferminze, Rosmarin, Wacholder

Schüsslersalze: Nr. 1, 2, 3, 5, 7

Homöopathie: Calcium phosphoricum, Mandragora, Phosphorus

Hausmittel: Fußbäder, Propolis, Schwedenkräuter

Verhalten: warme Socken anziehen.

Kehlkopfentzündung - Heiserkeit

Bei einer Kehlkopfentzündung kommt es meistens zu Heiserkeit, oft auch zu Halsschmerzen.

Eine Entzündung des Kehlkopfs kann durch Bakterien, Viren oder physikalische Reize verursacht werden. Auch eine Überbeanspruchung der Stimme kann eine Kehlkopfentzündung mit Heiserkeit hervorrufen.

Häufig kommt es auch zu Hustenreiz oder Räusperzwang. In schweren Fällen kann die Entzündung bis in die Luftröhre absteigen.

Mit Heilpflanzen kann man eventuelle Krankheitserreger bekämpfen und die Entzündung lindern.

Wann zum Arzt: Bei Fieber mit Halsschmerzen, Heiserkeit länger als drei Wochen

Schulmedizin: Antibiotika, Gurgel-Mittel

Heilpflanzen: Salbei, Holunder, Kamille, Königskerze, Sonnenhut, Thymian

Schüsslersalze: Nr. 1, 3, 4, 6, 9, 11, 12

Homöopathie: Aconitum, Allium cepa, Apis mellifica, Argentum nitricum, Bryonia, Cardiospermum, Causticum, Phosphorus

Hausmittel: Propolis, Schwedenkräuter, Honig, Heilerde-Umschlag, kalter oder warmer Halswickel, Quarkwickel, Kohlwickel

Verhalten: Stimme schonen

Kopfschmerzen

Viele Menschen leiden hin und wieder oder häufig unter Kopfschmerzen. Die Schmerzen im Kopf können ganz verschiedene Ursachen haben. Sie reichen von Spannungskopfschmerzen bis hin zu Migräne (siehe Migräne).

Die Behandlung der Kopfschmerzen sollte sich in erster Linie nach der Ursache richten, denn so kann man die Kopfschmerzen am effektivsten heilen.

Schmerzlindernde Behandlungsmethoden helfen jedoch bei den meisten Arten von Kopfschmerzen zumindest so, dass man sie besser erträgt.

Da Spannungskopfschmerzen besonders häufig sind, hat man besonders gute Erfolge, wenn man Verkrampfungen im Bereich des Nackens, der Schultern und des Kopfansatzes behandelt. Dazu helfen Wärmeanwendungen sehr gut. Auch eine Nackenmassage kann manchmal kleine Wunder wirken.

Wann zum Arzt: Bei häufigen Kopfschmerzen oder bei sehr plötzlichem Beginn

Schulmedizin: Schmerzmittel

Heilpflanzen: Anis, Bärentraubenblätter, Baldrian, Fenchel, Johanniskraut, Ingwer, Kamille, Lavendel, Linde, Melisse, Pfefferminze, Ringelblume, Rosmarin, Wacholder, Weiden-Rinde

Ätherische Öle: Pfefferminze, Lavendel, Melisse, Rose, Wacholder, Zimt

Schüsslersalze: Nr. 2, 7, 8, 10

Homöopathie: Aconitum, Aesculus, Allium cepa, Argentum nitricum, Belladonna, Bellis perennis, Bryonia, China, Eupatorium perfoliatum, Ignatia, Lycopodium, Phosphorus, Sulfur

Hausmittel: Wärmeanwendungen im Nackenbereich, Kalten Umschlag auf die Stirn, Wadenwickel, Propolis, Schwedenkräuter

Verhalten: Nacken-Massage, Vorbeugende Nackengymnastik um Verspannungen zu vermeiden.

Krämpfe

Bei Krämpfen unterscheidet man zwischen Krämpfen des Bewegungs-apparates wie beispielsweise Wadenkrämpfen und Krämpfen der inneren Organe, wie beispielsweise Darmkrämpfe.

Krämpfe treten aus verschiedenen Gründen auf, beispielsweise durch Magnesiummangel, Kalziummangel oder aus psychischen Gründen.

Wadenkrämpfe hängen beispielsweise häufiger mit Mangelerscheinungen oder Überbeanspruchung zusammen, Darmkrämpfe eher mit Stress oder inneren Erkrankungen, beispielsweise Darminfektion.

Am besten ist es, wenn man die Ursache der Krämpfe behandelt.

Zusätzlich kann man entkrampfende Heilpflanzen einsetzen, um die Be-schwerden zu lindern.

Wann zum Arzt: Bei regelmäßigen Krämpfen

Schulmedizin: Medikamente, je nach Ursache, Magnesium, Kalzium

Heilpflanzen: Baldrian, Angelika, Anis, Fenchel, Johanniskraut, Ka-mille, Lavendel, Melisse, Pfefferminze, Wacholder

Ätherische Öle: Lavendel, Angelika, Melisse, Pfefferminze, Wacholder

Schüsslersalze: Nr. 2, 7 (heiße Sieben), 11

Homöopathie: Ammi visnaga, Belladonna, Camphora, Chamomilla, Cocculus, Magnesium phosphoricum

Hausmittel: Wärmeanwendungen, Schwedenkräuter

Krampfadern

Krampfadern sind erweiterte Venen, meistens im Bereich der Unter-schenkel. Sie entstehen durch Venenschwäche. Solche schwachen Venen sind häufig veranlagungsbedingt. Langes Stehen, Bewegungsmangel und Übergewicht können die Entstehung von Krampfadern zusätzlich begünstigen.

Bei Krampfadern kann es zusätzlich zu Venenentzündungen kommen, was die Problematik noch erschwert.

Achtung!

Keine Beinmassage bei Krampfadern wegen Thrombose-Gefahr!

Wann zum Arzt: Bei Schmerzen durch die Krampfadern

Schulmedizin: Salben, Operation

Heilpflanzen: Rosskastanie, Hirtentäschel, Mistel, Ringelblume, Schachtelhalm, Schafgarbe, Wacholder

Schüsslersalze: Nr. 1, 3, 4, 9, 11

Homöopathie: Aesculus, Arnica, Bellis perennis, Calcium fluoratum, Carbo vegetabilis, Lachesis, Pulsatilla, Sepia

Hausmittel: kalte Beingüsse, Wadenwickel, Propolis, Schwedenkräuter, Heilerde-Umschlag

Verhalten: Beingymnastik, Gehen statt stehen, Beine hochlegen

Kreislaufbeschwerden

Kreislaufbeschwerden können sowohl durch niedrigen als auch durch hohen Blutdruck entstehen. Auch ein instabiler Blutdruck, der sich meistens im Normalbereich befindet, kann Kreislaufprobleme verursachen.

Meistens sind Kreislaufbeschwerden mit Schwindel und Schwäche verbunden.

Niedriger oder auch hoher Blutdruck können zu Kreislaufbeschwerden führen. Diese sind mit Schwindel und Schwäche verbunden.

In schweren Fällen kann der Schwindel oder eine kurze Ohnmacht dazu führen, dass man auf den Boden fällt. Dabei kann man sich mitunter schwer verletzen. Daher ist es wichtig, dass man die Kreislaufschwäche sorgfältig behandelt.

Wenn der Kreislauf schwächelt und man ist weit entfernt von seiner Hausapotheke, kann man ihn durch Kneifen in die Ohrläppchen wieder etwas beleben.

Wann zum Arzt: Bei starken oder dauerhaften Beschwerden

Schulmedizin: Medikamente je nach Ursache

Heilpflanzen: Weißdorn, Angelika, Hirtentäschel, Mistel, Rosmarin, Rosskastanie, Schafgarbe

Schüsslersalze: Nr. 2, 3, 4, 5, 8

Homöopathie: Carbo vegetabilis, Convallaria, Lachesis, Veratrum album

Hausmittel: Wasseranwendungen, Schwedenkräuter

Verhalten: Frische Luft, regelmäßige Bewegung, ausreichend Schlaf

Lippenentzündung

Viele Menschen leiden immer wieder an Entzündungen der Lippen. Trockene Luft und häufiges Ablecken belasten die zarte Haut der Lippen so stark, dass sie sich entzünden.

Sogar die vermeintliche Hilfe gegen trockene Lippen, der Lippenpflegestift, kann bei ausgiebiger Benutzung zu verstärkter Trockenheit der Haut führen und Entzündungen begünstigen. Die ständige Benutzung von Lippenpflegestiften kann fast wie eine Art Sucht werden, wenn man nicht mehr ohne auskommt. Am besten gewöhnt man sich den Lippenpflegestift langsam ab, damit die Haut der Lippen sich allmählich daran gewöhnen kann, wieder selbst für Geschmeidigkeit zu sorgen.

Stark schmerzende Bläschen auf den Lippen deuten auf die Viruserkrankung Herpes hin. Gegen Lippenherpes hilft echtes ätherisches Melissenöl. Inzwischen gibt es etliche Fertigprodukte, die Melissenöl enthalten.

Wann zum Arzt: bei langwierigen Beschwerden

Schulmedizin: Salben, z.B. Zink-Salbe

Heilpflanzen: Ringelblume, Kamille, Melisse

Schüsslersalze: Nr. 1, 3, 8

Homöopathie: Capsicum, Calendula

Hausmittel: Honig, Propolis

Verhalten: Lippen nicht ablecken

Magenbeschwerden

Beschwerden im Magen sind relativ häufig. Sie können unterschiedliche Ursachen haben. Auch die Intensität der Magenbeschwerden kann sehr unterschiedlich sein.

Infektionen oder verdorbenes Essen können zu Entzündungen des Magens führen. Zu reichliches Essen kann den Magen überlasten und Stress kann seine Funktionsfähigkeit beeinträchtigen.

Am besten behandelt man die Ursache der Magenprobleme.

Heilpflanzen können den Magen stärken und die Beschwerden lindern.

Wann zum Arzt: Bei länger andauernden Magenbeschwerden

Schulmedizin: Medikamente, je nach Ursache

Heilpflanzen: Anis, Baldrian, Brennnessel, Fenchel, Ingwer, Johanniskraut, Kamille, Lavendel, Löwenzahn, Melisse, Pfefferminze, Ringelblume, Salbei, Spitzwegerich, Thymian, Wacholder, Zimt

Schüsslersalze: Nr. 3, 4, 5, 6, 7, 8, 9

Homöopathie: Arsenicum album, Bryonia, Carbo vegetabilis, Chamomilla, Ignatia, Ipecacuanha, Magnesium phosphoricum, Nux vomica, Pulsatilla

Hausmittel: Wärmflasche, Heilerde innerlich, Schwedenkräuter

Verhalten: gut kauen, in Ruhe essen, kleine Mahlzeiten

Magen-Darm-Grippe

Bei einer Infektion des Verdauungsapparates spricht man auch von einer Magen-Darm-Grippe.

Meistens geht eine Magen-Darm-Grippe mit Erbrechen und Durchfall einher.

Als Verursacher der Magen-Darm-Infektion kommen Viren und Bakterien in Frage. In den letzten Jahren ist der Norovirus als der häufigste Verursacher von Magendarmgrippen bekannt geworden. Eine Norovirus-Infektion beginnt meistens sehr plötzlich mit starken Beschwerden und großer Schwäche. Der Norovirus ist sehr ansteckend und wird vor allem durch schmutzige Hände übertragen. Daher ist gute Hygiene mit häufigem Händewaschen, vor allem nach dem Toilettengang, sehr wichtig, um eine Norovirus-Erkrankung zu verhindern. Diese Maßnahmen schützen auch vor anderen Krankheitserregern von Magen-Darm-Grippe.

Der Flüssigkeitsverlust durch das Erbrechen und den Durchfall ist die gefährlichste Folge einer Magen-Darm-Grippe. Daher ist es wichtig, sehr viel zu trinken, um die verlorene Flüssigkeit zu ersetzen. Man braucht auch Salz und andere Mineralien, daher empfehlen sich Salzstangen oder eine Gemüsebrühe. Ansonsten sollte man bei einer akuten Magen-Darm-Grippe möglichst nichts essen und wenn, dann nur sehr leicht, z.B. Zwieback oder Haferschleim.

Mit Kräutertees kann man die Beschwerden etwas lindern.

Wann zum Arzt: Bei Fieber oder starkem Flüssigkeitsverlust.

Schulmedizin: Infusion, Mineralsalz-Ersatz, Kohletabletten

Heilpflanzen: Kamille, Fenchel, Johanniskraut, Pfefferminze, Ringelblume, Spitzwegerich

Schüsslersalze: Nr. 3, 4, 5, 6, 7, 8, 9

Homöopathie: Arsenicum album, Bryonia, Camphora, Ignatia, Ipecacuanha, Nux vomica, Veratrum album

Hausmittel: Wärmflasche, Heilerde innerlich

Verhalten: viel trinken, Salzstangen essen, Zwieback essen, viel Ruhe

Mandelentzündung - Angina

Starke Halsschmerzen mit hohem Fieber deuten auf eine Mandelentzündung hin. Manchmal schmerzt der Hals jedoch trotz entzündeter Mandeln kaum, sodass man sich über das hohe Fieber sehr wundert.

Als Ursache einer Mandelentzündung kommen meistens Bakterien infrage.

Bei einer Mandelentzündung hat man Halsschmerzen (siehe Halsschmerzen - Halsentzündung) und meistens auch Fieber. Das Fieber kann relativ hoch sein, über 39°C.

Wegen der Gefahr des Übergreifens auf das Herz, darf man Mandelentzündungen nicht auf die leichte Schulter nehmen. Eine starke Mandelentzündung muss daher mit Antibiotika behandelt werden.

Wann zum Arzt: Bei Fieber mit Halsschmerzen

Schulmedizin: Antibiotika, Gurgel-Mittel

Heilpflanzen: Salbei, Holunder, Kamille, Meerrettich, Sonnenhut

Schüsslersalze: Nr. 3, 4, 6, 9, 11, 12

Homöopathie: Aconitum, Apis mellifica, Belladonna, Bellis perennis, Calcium carbonicum, Lachesis, Lycopodium

Hausmittel: Gurgeln mit Propolis-Tinktur, Schwedenkräuter, Heilerde-Umschlag, Quarkwickel, Kohlwickel

Verhalten: Bettruhe

Menstruationsbeschwerden

Menstruationsbeschwerden sind ein Überbegriff für zahlreiche verschiedene Beschwerden, die im Rahmen der Menstruationsblutung auftreten können.

Besonders typisch sind schmerzhafte Krämpfe im Unterbauch. Durch solche Krämpfe kann die sonst nur lästige Blutung zu einem ausgeprägten Krankheitsgefühl führen.

Auch andere Beschwerden können vor und während der Monatsblutung auftreten, beispielsweise Stimmungsschwankungen, Rückenschmerzen, Kopfschmerzen.

Ein in Ruhe getrunkener Frauentee und eine Wärmflasche können in vielen Fällen sehr gut helfen.

Wann zum Arzt: Bei starken Schmerzen

Schulmedizin: Krampflösende Medikamente

Heilpflanzen: Schafgarbe, Angelika, Baldrian, Brennnessel, Fenchel, Frauenmantel, Hirtentäschel, Ingwer, Johanniskraut, Kamille, Melisse, Pfefferminze, Ringelblume, Thymian, Traubensilberkerze, Wacholder, Zimt

Schüsslersalze: Nr. 1, 2, 3, 7

Homöopathie: Ammi visnaga, Belladonna, Chamomilla, Ignatia, Lachesis, Lycopodium, Nux vomica, Pulsatilla, Sepia, Veratrum album

Hausmittel: Wärmflasche, warmer Bauchwickel, Schwedenkräuter

Migräne

Wenn Kopfschmerzen einseitig auftreten und besonders stark sind, handelt es sich möglicherweise um Migräne. Migräneanfälle treten bei den Betroffenen meistens immer wieder auf. Sie dauern manchmal mehrere Tage lang an. Daher ist das Leben vieler Migränepatienten oft nachhaltig beeinträchtigt.

Die Migräne wird häufig durch krampfartige Gefäßerweiterungen im Gehirn ausgelöst. Auch steht sie oft mit hormonellen Schwankungen oder Stress in Verbindung. Es gibt aber auch zahlreiche andere Ursachen für Migräne.

Bei einem akuten Migräne-Anfall braucht man meistens mindestens mittelstarke Schmerzmittel, um den Schmerz zu lindern. Mit Kräutern kann man nur bei leichten Fällen etwas ausrichten.

Gute Linderung verspricht es, wenn man sich in einen dunklen, ruhigen Raum legen kann. Wichtig ist, dass man einen beginnenden Migräne-Anfall schnell behandelt, damit die Schmerzen gar nicht erst so stark werden. Wenn man abwartet, bis die Schmerzen unerträglich werden, entsteht ein Kreislauf, der sich selbst erhält, und den Migräne-Anfall schlimm und lang andauernd macht.

Mit Pestwurz-Präparaten kann man eine Kur durchführen. Solch eine Kur bewirkt, dass die Migräne-Anfälle seltener werden und leichter verlaufen. Um schädliche Pyrrolizidinalkaloide zu vermeiden, sollte man unbedingt ein Fertigpräparat aus der Apotheke dafür verwenden.

Frische Basilikum-Blätter kann man kauen, um einen akuten Migräne-Anfall zu lindern.

Wann zum Arzt: Bei häufigen Migräne-Anfällen

Schulmedizin: Schmerztherapie

Heilpflanzen: Pestwurz, Basilikum, Angelika, Baldrian, Fenchel, Johanniskraut, Lavendel, Linde, Melisse, Pfefferminze, Rosmarin, Schafgarbe, Wacholder

Ätherische Öle: Angelika, Lavendel, Pfefferminze

Schüsslersalze: Nr. 3, 4, 5, 6, 7 (heiße Sieben), 8, 10, 11, 12

Homöopathie: Aconitum, Aesculus, Allium cepa, Ammi visnaga, Argentum nitricum, Belladonna, Bellis perennis, Bryonia, China, Coffea, Ignatia, Ipecacuanha, Nux vomica, Pulsatilla, Sulfur

Hausmittel: Stirn- oder Nackenumschläge, Schwedenkräuter

Verhalten: in ruhiges, dunkles Zimmer legen.

Mundentzündung - Zahnfleischentzündung

Bei Schmerzen im Mund liegt häufig eine Mundschleimhaut- oder Zahnfleischentzündung vor. Die Schleimhaut des Mundes kann sich durch Bakterien, Viren oder physikalische Reize entzünden. Eine solche Entzündung ist mit Schmerzen und Rötungen im Mund verbunden.

Zahnfleischentzündungen können auch durch Zahnstein, Speisereste zwischen den Zähnen oder scharfe Speisen entstehen.

Zur Behandlung und Vorbeugung ist gute Zahnpflege sehr wichtig.

Die akute Entzündung kann man beispielsweise mit Kamillen-Tee oder Salbei-Tee als Spülung behandeln. auch Propolis kann hier sehr gute Dienste leisten.

Wann zum Arzt: Bei starken Schmerzen und Problemen beim Essen.

Schulmedizin: Spülungen, Pinselungen, Mundwasser

Heilpflanzen: Kalmus, Kamille, Salbei, Thymian, Wacholder

Schüsslersalze: Nr. 3, 4, 5, 8

Homöopathie: Arnica, Arsenicum album, Borax, Calcium fluoratum, Carbo vegetabilis, Kalium chloratum,

Hausmittel: Propolis, Schwedenkräuter

Verhalten: gründliche Zahnpflege zur Vorbeugung

Mundgeruch

Unangenehme Gerüche aus dem Mund können zu erheblichen Problemen beim Umgang mit anderen Menschen führen. Durch Entzündungen im Mund- und Rachenraum, Karies, mangelnde Zahnhygiene, Magenprobleme und manche Nahrungsmittel (z.B. Knoblauch) kann es zu Mundgeruch kommen.

Wenn man nichts stark riechendes gegessen hat und leidet trotzdem unter Mundgeruch, sollte man zum Zahnarzt gehen und wenn dieser nichts findet, zu seinem Hausarzt.

Ansonsten hilft sorgfältige Zahnpflege und ein gutes Mundwasser.

Wann zum Arzt: Bei hartnäckigem Mundgeruch

Schulmedizin: Je nach Ursache

Heilpflanzen: Pfefferminze, Salbei, Ingwer, Kamille, Thymian, Wacholder

Schüsslersalze: Nr. 2, 3, 4, 5, 9

Homöopathie: Calcium carbonicum, Carbo vegetabilis, Mercurius

Hausmittel: Propolis, Schwedenkräuter

Verhalten: gründliche Zahnpflege, u.a. mit Zahnseide

Muskelkater

Ein Muskelkater ist zwar keine Erkrankung, aber er kann ziemlich schmerzen, wenn man die Muskeln stark überfordert hat.

Anders als oft geglaubt, ist ein Muskelkater keine Folge von zu viel Milchsäure im Muskel, sondern kleine Muskelfasern werden durch die Überforderung verletzt.

Ein leichter Muskelkater ist meistens gut auszuhalten und er fördert auch das Wachstum der Muskeln, weil dem Körper klar wird, dass mehr Muskeln benötigt werden.

Ein starker Muskelkater behindert jedoch die Beweglichkeit und Leistungsfähigkeit für einige Tage erheblich. Er schadet daher mehr als er nützt. Daher sollte man einen starken Muskelkater, wenn möglich, besser vermeiden.

In geringem Umfang kann man die volle Ausprägung eines Muskelkaters etwas verringern, vor allem, wenn man gleich nach der Überlastung handelt.

Wann zum Arzt: Bei starken Schmerzen und Bewegungseinschränkung.

Schulmedizin: Magnesium, Sportsalbe

Heilpflanzen: Kamille, Pfefferminze, Wacholder

Ätherische Öle: Fichte, Kampfer, Kiefer, Pfefferminze

Schüsslersalze: Nr. 7 (heiße Sieben)

Homöopathie: Belladonna, Camphora, Cocculus, Magnesium phosphoricum

Hausmittel: Wärmeanwendungen, Schwedenkräuter, Einreibungen

Verhalten: Dehnübungen, Warm duschen nach dem Sport und anschließend mit Sportsalbe einreiben. Keine starke Massage! Nur sanfte Lockerungsmassagen.

Nackenverspannung

Viele Menschen leiden regelmäßig unter einer verspannten Nackenpartie. Auch Kopfschmerzen können durch Nackenverspannungen verursacht werden.

Eine sitzende Lebensweise im Büro, Kälte, häufiges Telefonieren oder andere Fehlhaltungen von Kopf und Schultern fördern die Verspannung der Nackenmuskulatur.

Wärmeanwendungen wie beispielsweise Wärmepflaster oder ein breiter Schal können helfen, dass sich die Nackenmuskeln wieder entkrampfen. Günstig wirken sich meistens auch Massagen aus.

Damit sich die Nackenmuskeln gar nicht erst wieder verkrampfen, sollte man regelmäßige Gymnastikübungen machen, um die Muskulatur zu stärken und zu dehnen.

Wann zum Arzt: Bei starken Schmerzen durch Nackenverspannung.

Schulmedizin: Magnesium, Kalzium, Massage

Heilpflanzen: Baldrian, Angelika, Anis, Fenchel, Johanniskraut, Kamille, Lavendel, Melisse, Pfefferminze, Wacholder

Ätherische Öle: Lavendel, Angelika, Melisse, Pfefferminze, Wacholder

Schüsslersalze: Nr. 2, 7 (heiße Sieben), 11

Homöopathie: Belladonna, Camphora, Cocculus, Magnesium phosphoricum

Hausmittel: Wärmeanwendungen, Schwedenkräuter

Verhalten: Nackengymnastik, Schal oder Schultertuch tragen, Zugluft meiden

Nebenhöhlenentzündung

Bei einer Nebenhöhlenentzündung sind die Nebenhöhlen, also Stirnhöhlen, Kiefernhöhlen oder Nasennebenhöhlen entzündet. Diese Nebenhöhlen sind Hohlräume in den Schädelknochen, die mit Schleimhaut ausgekleidet und mit der Nase verbunden sind.

Häufig sind Nebenhöhlenentzündungen eine Folge von Schnupfen (siehe Schnupfen). In den durch den Schnupfen schon entzündeten Schleimhäuten haben Bakterien ein leichtes Spiel und setzen sich dann in den Nebenhöhlen fest. Bei vielen der Betroffenen ist die Nebenhöhlenentzündung hartnäckig und kann auch leicht chronisch werden.

Bei der Nebenhöhlenentzündung kommt es zu Schmerzen im Gesicht, verstopfter Nase, Atemproblemen und häufig auch Fieber.

Am besten hilft Meerrettich gegen Nebenhöhlenentzündung. Er wirkt antibiotisch und befreit die Atemwege. Der Meerrettich wird möglichst frisch gerieben eingenommen, etwa drei Mal täglich einen Teelöffel. Wenn man keinen frischen Meerrettich hat, kann man auch Meerrettich aus dem Supermarkt verwenden.

Auch Dampfbäder mit Kamille oder Pfefferminze können gut helfen.

Wann zum Arzt: Bei Fieber

Schulmedizin: Antibiotika

Heilpflanzen: Meerrettich, Ingwer, Kamille, Sonnenhut

Ätherische Öle: Thymian, Cajeput, Eukalyptus, Melisse, Myrte, Pfefferminze, Rosmarin, Salbei, Teebaum

Schüsslersalze: Nr. 3, 4, 6, 8, 9, 12

Homöopathie: Aconitum, Allium cepa, Belladonna, Kalium chloratum, Nux vomica, Pulsatilla, Thuja

Hausmittel: Propolis, Schwedenkräuter

Nervöse Herzbeschwerden

Beschwerden im Bereich des Herzens können zwar bedrohliche Ursachen haben, z.B. koronare Herzerkrankung, aber es gibt auch Herzbeschwerden, die rein nervöser Natur sind.

In diesen Fällen ist das Herz eigentlich gesund, aber man leidet unter teils angsteinflößenden Beschwerden. Das kann sich in Herzrhythmusstörungen äußern oder auch durch Schmerzen im Brustkorb oder Herzrasen.

Mit Naturheilmitteln kann man solche nervösen Herzbeschwerden oft erfolgreich lindern.

Wenn die Beschwerden stark und andauernd sind, sollte man jedoch zum Arzt gehen, um abklären zu lassen, ob es nicht doch ein organisches Problem mit dem Herzen gibt.

Wann zum Arzt: Bei ungeklärten Herzbeschwerden.

Schulmedizin: Je nach Ursache

Heilpflanzen: Weißdorn, Baldrian, Kamille, Melisse, Rosmarin, Wacholder

Schüsslersalze: Nr. 5

Homöopathie: Aconitum, Adonis vernalis, Arnica, Coffea, Convallaria, Crataegus, Lachesis, Tabacum

Nervosität - Unruhe

Viele Menschen werden von Unruhe und Nervosität gejagt. Ruhe und Entspannung fehlen und Körper und Seele können sich nicht ausreichend regenerieren.

Ständige Nervosität kann gesundheitliche Folgen haben, beispielsweise Schlafstörungen oder Verdauungsbeschwerden.

Heilpflanzen können sanft gegen Nervosität helfen.

Doch vor allem ist es wichtig, dass man sein Leben hinterfragt und unnötige Stressfaktoren ausschaltet. Auch Bewegung an frischer Luft kann sehr gut gegen Nervosität helfen.

Wann zum Arzt: Wenn das Leben deutlich beeinträchtigt ist

Schulmedizin: Psychotherapie, Beruhigungsmittel

Heilpflanzen: Baldrian, Hopfen, Johanniskraut, Kamille, Lavendel, Melisse, Rosmarin, Weißdorn

Ätherische Öle: Lavendel, Angelika, Bergamotte, Fenchel, Melisse, Muskatellersalbei, Rose, Sandelholz, Zimt

Schüsslersalze: Nr. 2, 5, 7, 8, 11

Homöopathie: Aconitum, Camphora, Coffea, Convallaria, Hyoscamus niger, Lycopodium, Mandragora, Phosphorus

Hausmittel: Bewegung an frischer Luft, Schwedenkräuter

Neurodermitis

Bei Neurodermitis kommt es zu stark juckenden Ekzemen. Insbesondere Kleinkinder erkranken häufig an Neurodermitis, manchmal aber auch Erwachsene.

Weil die Haut von Neurodermitis-Patienten sehr trocken ist, sollte unbedingt auf nährende Hautpflege geachtet werden.

Ernährungsumstellung hilft etwa bei einem Drittel der Betroffenen.

Wenn die Behandlung zu Hause nicht hilft, kann ein Aufenthalt am toten oder am roten Meer gute Hilfe leisten.

Wann zum Arzt: Bei Verdacht auf Neurodermitis

Schulmedizin: Kortisonhaltige Cremes

Heilpflanzen: Aloe vera, Baldrian, Kamille, Lavendel,

Ätherische Öle: Lavendel, Rose, Teebaum

Schüsslersalze: Nr. 3, 4, 6, 7, 8, 9, 10, 11

Homöopathie: Bellis perennis, Cardiospermum, Graphites, Kalium chloratum, Sulfur

Hausmittel: Vitamin-B12-Creme, Olivenöl-Einreibungen, Urea-Cremes, Zink-Salben, Bäder mit verdünnter Chlorbleiche, Heilerde

Verhalten: Langes Duschen und Baden meiden, Duschgels meiden

Niedriger Blutdruck

Zwar gilt der niedrige Blutdruck als ungefährlich, aber für die Betroffenen kann er sehr belastend sein.

Zum Schwindel kommt meistens noch eine ausgeprägte Kraftlosigkeit hinzu, die den Alltag deutlich erschwert.

Der Kreislauf kann durch Kaltwasser-Anwendungen wie Wassertreten und Wechselduschen gestärkt werden.

Als Heilpflanze hilft vor allem der Rosmarin, der den Kreislauf ankurbelt. Besonders effektiv sind kalte Armbäder mit Rosmarin-Auszügen.

Wann zum Arzt: bei Ohnmachtsneigung oder starkem Schwindel

Heilpflanzen: Rosmarin, Hirtentäschel

Ätherische Öle: Rosmarin, Anis, Pfefferminze, Zitrone

Schüsslersalze: Nr. 2, 3, 5, 7

Homöopathie: Convallaria, Crataegus

Hausmittel: Schwedenkräuter, Kaltwasser-Anwendungen

Verhalten: Sport

Nierenschwäche

Bei einer schwachen Niere funktioniert die Reinigung des Blutes und die Harnproduktion nur eingeschränkt. Das kann zu Müdigkeit, Schwäche, Ödemen, Juckreiz und zahlreichen anderen Gesundheitsstörungen führen.

Damit die Niere gut arbeiten kann, muss man ausreichend trinken (2-3 Liter/Tag). Nur bei echter Niereninsuffizienz ist die Trinkmenge eingeschränkt.

Wann zum Arzt: Bei Verdacht auf Nierenerkrankungen

Schulmedizin: Je nach Ursache

Heilpflanzen: Birke, Bärentraubenblätter, Brennnessel, Goldrute, Holunder, Löwenzahn, Pfefferminze, Schachtelhalm, Schafgarbe, Thymian

Schüsslersalze: Nr. 3, 4, 10

Homöopathie: Berberis, Lycopodium

Hausmittel: Viel trinken, Kombucha, Schwedenkräuter

Ödeme - Wassereinlagerungen

Bei Ödemen kommt es zu Wassereinlagerungen im Gewebe. Ödeme treten vor allem an Füßen, Händen, im Gesicht und am Bauch auf.

Ödeme können unterschiedliche Ursachen haben, beispielsweise Herzschwäche, langes Stehen, Nierenschwäche oder Hormonschwankungen.

Wegen der verschiedenen Ursachen ist es wichtig, herauszufinden, wodurch die Ödeme hervorgerufen werden. Dann sollte die jeweilige Ursache behandelt werden.

Wann zum Arzt: Bei unerklärlichen Ödemen

Schulmedizin: Medikamente je nach Ursache

Heilpflanzen: Birke, Brennnessel, Goldrute, Holunder, Löwenzahn, Meerrettich, Rosskastanie, Schachtelhalm, Spitzwegerich, Wacholder, Weißdorn

Schüsslersalze: Nr. 4, 8, 10

Homöopathie: Adonis vernalis, Apis mellifica, Arsenicum album, Convallaria, Crataegus, Digitalis

Hausmittel: Schwedenkräuter

Verhalten: viel trinken

157

Östrogen-Dominanz

Eine Östrogendominanz ist ein Ungleichgewicht zwischen Östrogen und Progesteron (Gelbkörperhormon), den weiblichen Geschlechtshormonen. Das Ungleichgewicht besteht zugunsten des Östrogens. Selbst bei einem Östrogenmangel kann es zur Östrogendominanz kommen, wenn es noch stärker am Progesteron mangelt.

Diese häufige Störung führt zum Prämenstruellen Syndrom, Wechseljahrsbeschwerden, Übergewicht, Kopfschmerzen und zahlreichen weiteren Beschwerden.

Siehe auch: www.oestrogen-dominanz.de

Wann zum Arzt: Bei starken Beschwerden

Schulmedizin: Progesteron-Creme

Heilpflanzen: Mönchspfeffer, Frauenmantel, Schafgarbe

Schüsslersalze: Nr. 1, 2, 7

Homöopathie: Lachesis, Pulsatilla, Sepia, Sulfur

Hausmittel: Wasser trinken, viel Bewegung, Yoga

Ohrensausen - Tinnitus

Tinnitus ist eine Erkrankung der Ohren, bei der man häufig oder ständig Geräusche hört, die nicht vorhanden sind, z.B. Rauschen, Pfeifen oder Piepsen.

Die Ursache für Ohrensausen liegt manchmal im Ohr begründet, z.B. Ohrenschmalz oder Entzündungen und manchmal auch in einer gestressten Psyche.

Wann zum Arzt: Bei starker Beeinträchtigung des Lebens

Schulmedizin: Medikamente

Heilpflanzen: Baldrian, Linde

Schüsslersalze: Nr. 3, 5, 8, 11

Homöopathie: Adonis vernalis, Carbo vegetabilis, China

Hausmittel: Zwiebelsäckchen, Schwedenkräuter

Verhalten: Autogenes Training

Ohrenschmerzen

Entzündungen im Gehörgang oder im Mittelohr können zu Ohrenschmerzen führen. Die Schmerzen sind oft sehr stark und können vor allem Kinder stark belasten.

Häufig hängen Ohrenschmerzen mit einer Mittelohrentzündung zusammen, die meistens durch Bakterien verursacht wird. Bei einer Mittelohrentzündung braucht man häufig Antibiotika, um die Bakterien abzutöten.

Ein Zwiebelsäckchen hilft meistens gut gegen Ohrenschmerzen und Entzündungen der Ohren.

Wann zum Arzt: Bei Fieber oder starken Schmerzen

Schulmedizin: Medikamente je nach Ursache, Ohrentropfen, Antibiotika

Heilpflanzen: Angelika, Hirtentäschel, Holunder, Lavendel, Melisse, Schafgarbe

Schüsslersalze: Nr. 3, 4, 6, 7, 8, 12

Homöopathie: Aconitum, Allium cepa, Belladonna, Chamomilla

Hausmittel: Schwedenkräuter, Zwiebelsäckchen

Rheuma - Arthritis

Rheuma ist eine Autoimmunerkrankung, bei der sich das körpereigene Immunsystem gegen den eigenen Körper wendet und Entzündungen hervorruft.

Eigentlich ist Rheumatismus eine ganze Reihe von Krankheiten, die teilweise sehr unterschiedlich verlaufen. Am bekanntesten ist die Polyarthritis, bei der mehrere Gelenke chronisch entzündet sind.

Rheuma ist schwierig zu behandeln und nur selten verschwinden die Beschwerden vollständig. Man kann meistens schon von einem Behandlungserfolg sprechen, wenn die Beschwerden soweit gelindert werden, dass man ein halbwegs normales Leben führen kann.

Für einen möglichst guten Behandlungserfolg ist es sinnvoll, Methoden der Schulmedizin mit der Naturheilkunde zu kombinieren.

Wann zum Arzt: Bei Verdacht auf Rheuma

Schulmedizin: Entzündungshemmende Medikamente, Schmerzmittel

Heilpflanzen: Birke, Brennnessel, Goldrute, Holunder, Johanniskraut, Kamille, Löwenzahn, Meerrettich, Melisse, Pfefferminze, Schachtelhalm, Schafgarbe, Thymian, Wacholder, Weiden-Rinde

Schüsslersalze: Nr. 1, 3, 4, 6, 8, 9, 10, 11, 12

Homöopathie: Aconitum, Bellis perennis, Berberis, China, Ferrum phosphoricum, Ledum, Pulsatilla, Ruta graveolens

Hausmittel: Warme Umschläge, Schlagen mit Brennnesseln, Schwedenkräuter, Heilerde-Umschlag

Rückenschmerzen - Hexenschuss

Rückenschmerzen gehören zu den häufigsten Krankheiten in unserer Industriegesellschaft. Nicht nur ältere, sondern auch schon junge Menschen leiden hin und wieder oder ständig unter Schmerzen im Bereich des Rückens.

Typische Ursachen für Rückenschmerzen sind Haltungsfehler, schwache Rückenmuskulatur, Bewegungsmangel oder Überlastung.

Von einem Hexenschuss spricht man, wenn Rückenschmerzen plötzlich auftreten oder ohne dass man weiß, warum auf einmal der Rücken schmerzt.

Bei einem sehr starken Hexenschuss, der mit Lähmungen einhergeht, sollte man unbedingt schnellstens den Arzt aufsuchen.

Einen einfachen Hexenschuss kann man oft auch selbst behandeln.

Wichtig ist es, dass die betroffene Stelle, meist die Lendenwirbelsäule, warm gehalten wird, damit sich die Muskeln entkrampfen.

Ein warmer Johanniskraut-Umschlag, eventuell mit einer Wärmflasche verstärkt, kann die gereizten Nerven beruhigen und die Schmerzen lindern.

Wann zum Arzt: Bei Lähmungserscheinungen oder starken Schmerzen

Schulmedizin: Schmerzmittel, Salben, Gymnastik

Heilpflanzen: Sternanis, Johanniskraut, Baldrian, Ingwer, Kamille, Lavendel, Pfefferminze

Ätherische Öle: Angelika, Anis, Cajeput, Fenchel, Ingwer, Lavendel, Melisse, Muskatellersalbei, Pfefferminze, Rosmarin, Sandelholz

Schüsslersalze: Nr. 2, 3, 7, 9

Homöopathie: Aconitum, Arnica, Bellis perennis, Berberis, Bryonia, Calcium fluoratum , Ledum, Nux vomica, Pulsatilla, Sepia, Sulfur

Hausmittel: Wärmflasche, Wärmeanwendungen, Wärmegürtel, Wärmepflaster, Heilerde, Schwedenkräuter

Verhalten: Bewegung, Muskelstärkung

Schlaflosigkeit

Ein stressreicher Tag oder sorgenvolle Gedanken können zu Schlafstörungen führen, aber auch Hormonstörungen oder andere Erkrankungen sind häufig für Schlaflosigkeit verantwortlich.

Schlafmangel bewirkt Müdigkeit und Leistungsschwäche am folgenden Tag. Häufig entsteht dadurch ein Teufelskreis zwischen Stress, Schlaflosigkeit und Müdigkeit, aus dem man nur schwer wieder entkommt.

Um besser einschlafen zu können, braucht man ein abendliches Ritual, damit das Unbewusste merkt, dass es Zeit zum Schlafen ist. Außerdem sollte man mindestens eine Stunde vor dem Schlafen das Licht dämpfen und nichts Aufregendes mehr tun.

Eine halbe Stunde vor dem Schlafengehen kann man einen beruhigenden Tee trinken oder eine heiße Milch mit Honig.

Wann zum Arzt: Wenn das Leben beeinträchtigt ist.

Schulmedizin: Je nach Ursache, Schlafmittel

Heilpflanzen: Baldrian, Hopfen, Anis, Fenchel, Johanniskraut, Kamille, Lavendel, Linde, Melisse, Pfefferminze, Thymian, Weißdorn

Schüsslersalze: Nr. 2, 5, 7, 11, 12

Homöopathie: Aconitum, Arnica, Camphora, Chamomilla, China, Coffea, Convallaria, Ignatia, Lycopodium, Nux vomica, Phosphorus

Hausmittel: Heiße Milch mit Honig, Fußbäder, Wadenwickel, Schwedenkräuter

Verhalten: Schlafrituale einführen, vor dem Bettgehen Licht abdunkeln.

Schmerzen

Schmerzen sind keine eigenständige Krankheit, sondern ein Signal des Körpers, dass irgend etwas nicht in Ordnung ist. Sehr viele Krankheiten gehen mit mehr oder weniger starken Schmerzen einher.

Weil Schmerz ein Warnsignal ist, sollte er nicht einfach nur blockiert werden, sondern man sollte nach der Ursache fahnden und diese behandeln.

Wenn die Ursache klar ist und nicht behoben werden kann, geht es in erster Linie um die Schmerzstillung. In der Schmerztherapie hat man herausgefunden, dass es am besten ist, wenn man den Schmerz schon frühzeitig bei seinem Auftreten bekämpft. Dann kann er gar nicht erst stark werden, man kommt mit weniger Schmerzmitteln aus.

Leichte Schmerzen können auch mit Heilkräutern erfolgreich gelindert werden. Bei stärkeren Schmerzen braucht man Medikamente.

Bei Dauerschmerzen sollte man zu einer Schmerzambulanz gehen. Dort findet man Ärzte, die sich auf die Schmerzbehandlung spezialisiert haben.

Wann zum Arzt: Bei starken oder häufigen Schmerzen.

Schulmedizin: Je nach Ursache, Schmerzmittel

Heilpflanzen: Weiden-Rinde, Baldrian, Johanniskraut, Lavendel, Rosmarin

Ätherische Öle: Cajeput, Pfefferminze, Teebaum, Wacholder

Schüsslersalze: Nr. 3, 7

Homöopathie: Aconitum, Allium cepa, Apis mellifica, Arnica, Belladonna, Chamomilla, Magnesium phosphoricum, Phosphorus

Hausmittel: Umschläge, Wärmflasche, Schwedenkräuter

Verhalten: Schmerzen frühzeitig behandeln.

Schnupfen

Schnupfen gehört zu den häufigsten Gesundheitsbeschwerden. Meistens ist der Schnupfen Teil einer Erkältung (siehe Erkältung), aber es gibt auch allergischen Schnupfen, den Heuschnupfen.

Beim Schnupfen läuft Flüssigkeit aus der Nase, weil die Nasenschleimhäute entzündet oder gereizt sind und vermehrt Flüssigkeit produzieren.

Durch Anschwellen der Schleimhäute kann es auch zu einer Verstopfung der Nase kommen, wodurch das Atmen durch die Nase behindert wird.

Ein Erkältungsschnupfen wird meistens durch Viren verursacht. Beim Heuschnupfen lösen Blütenpollen eine allergische Reaktion der Nasenschleimhaut aus. Allergisch bedingter Schnupfen kann auch durch andere Auslöser verursacht werden, beispielsweise durch Hausstaub.

Ein Schnupfen kann sehr lästig sein, ist meistens aber nicht gefährlich. Bei manchen Menschen entwickelt sich ein Schnupfen häufig zu einer bakteriellen Nebenhöhlenentzündung (siehe Nebenhöhlenentzündung).

Heilkräuter eignen sich nur bedingt zur erfolgreichen Behandlung eines Schnupfens. Mit einem Dampfbad kann man jedoch eine verstopfte Nase befreien.

Wann zum Arzt: Bei Fieber oder Schmerzen im Gesichtsbereich.

Schulmedizin: Nasentropfen

Heilpflanzen: Frauenmantel, Holunder, Kamille, Linde, Pfefferminze, Schafgarbe

Ätherische Öle: Cajeput, Pfefferminze, Teebaum

Schüsslersalze: Nr. 3, 4, 8, 10, 12

Homöopathie: Aconitum, Allium cepa, Bellis perennis, Bryonia, Camphora, Graphites, Sepia, Sulfur

Hausmittel: Gesichtsdampfbad, Schwedenkräuter

Schuppenflechte - Psoriasis

Bei der Schuppenflechte handelt es sich um eine chronische Hauterkrankung mit einem schuppigen Ausschlag.

Der Ausschlag bewirkt eine Hautrötung, oft ein Anschwellen des betroffenen Bereiches und eine silbrige Abschuppung.

Die Schuppenflechte ist nur schwer erfolgreich zu behandeln. Es lohnt sich jedoch, verschiedene Heilmethoden auszuprobieren, denn jeder spricht auf andere Behandlungsmethoden gut an.

Die meisten Betroffenen profitieren von einem Aufenthalt am toten oder roten Meer. Manchmal reicht auch schon ein Urlaub an einem anderen Meer, um das Ekzem zeitweise zum Verschwinden zu bringen.

Wann zum Arzt: bei Verdacht auf Schuppenflechte

Schulmedizin: Salben, Meersalz-Behandlung, Omega-3-Fettsäuren

Heilpflanzen: Aloe vera, Kamille, Lavendel, Schafgarbe

Schüsslersalze: Nr. 1, 2, 4, 6, 7, 9, 10, 11

Homöopathie: Berberis, Cardiospermum, Graphites, Lycopodium

Hausmittel: Propolis, Schwedenkräuter, Heilerde-Umschlag

Schwindel

Beim Schwindel kommt es zu Problemen mit dem Gleichgewicht. Sehr viele Menschen leiden manchmal oder ständig unter Schwindel.

Der Schwindel kann sehr unterschiedliche Ursachen haben, beispielsweise Hormonschwankungen oder neurologische Störungen. Auch Durchblutungsstörungen im Gehirn, hoher und niedriger Blutdruck können zu Schwindel führen. Es gibt außerdem eigenständige Schwindelerkrankungen.

Da Schwindel das Gleichgewicht und die Verkehrstüchtigkeit beeinträchtigen kann, sollte man ihn sorgfältig behandeln, sofern man die Ursache herausfinden kann.

Wann zum Arzt: Bei häufigem Schwindel

Schulmedizin: Je nach Ursache

Heilpflanzen: Lavendel, Mistel, Ringelblume, Rosmarin, Schafgarbe

Schüsslersalze: Nr. 5, 6, 7, 10, 11

Homöopathie: Adonis vernalis, Ammi visnaga, Arsenicum album, Bellis perennis, Carbo vegetabilis, China, Crataegus, Sepia, Tabacum

Hausmittel: Schwedenkräuter

Verhalten: Ruhig atmen, festhalten, Kopf langsam drehen.

Schwitzen - Schweißausbrüche

Schwitzen ist eigentlich eine gesunde Funktion des Körpers. Durch Schweißabsonderung wird der Körper mithilfe der Verdunstungshilfe gekühlt. So lässt sich Hitze besser aushalten.

Doch bei einigen Menschen kommt es zu vermehrter Schweißbildung, beispielsweise in den Wechseljahren, als eigenständige Erkrankung oder bei schweren Allgemeinerkrankungen.

Wann zum Arzt: bei ungeklärten Nachtschweißen

Schulmedizin: Schweißhemmende Mittel

Heilpflanzen: Salbei, Thymian

Ätherische Öle: Salbei

Schüsslersalze: Nr. 2, 5, 6, 7, 8, 9, 10, 11

Homöopathie: Belladonna, China, Graphites, Tabacum

Hausmittel: Kaltwasser-Anwendungen

Verhalten: Nicht zu warm anziehen, kalt oder lauwarm duschen.

Sodbrennen

Wenn die Magensäure in die Speiseröhre aufsteigt und dort brennende Schmerzen verursacht, spricht man von Sodbrennen.

Oft wird Sodbrennen durch zu süßes oder fettes Essen oder zu viel Kaffee oder Alkohol verursacht. Auch Stress, Rauchen, Zwerchfellbruch oder Übergewicht können Sodbrennen verursachen.

Wann zum Arzt: bei häufigem Sodbrennen

Schulmedizin: Säureblocker oder Säure bindende Medikamente

Heilpflanzen: Kamille, Ingwer, Linde, Melisse, Thymian, Wacholder

Schüsslersalze: Nr. 4, 7, 8, 9, 10

Homöopathie: Allium cepa, Berberis, Carbo vegetabilis, Phosphorus, Sulfur

Hausmittel: Schwedenkräuter, Natron, Heilerde innerlich

Verhalten: nur kleine Mahlzeiten essen

Übelkeit

Übelkeit ist ein Symptom verschiedener Krankheiten mit ganz unterschiedlichen möglichen Ursachen. Mageninfektionen, Reisen, Schwangerschaft oder andere Gründe können zu Übelkeit führen. Bei starker Übelkeit kann es zum Erbrechen kommen.

Wenn die Ursache bekannt ist, sollte man vor allem die Ursache behandeln, was jedoch bei Reisen oder Schwangerschaft gar nicht erwünscht ist. In diesen Fällen ist eine reine Linderung der Beschwerden angesagt.

Die beste Heilpflanze gegen Übelkeit ist der Ingwer. Man kann einen Ingwer-Tee trinken oder frische Ingwer-Wurzel kauen. In der Schwangerschaft sollte man mit dem Ingwer jedoch vorsichtig sein und den Arzt fragen, was man gegen die Schwangerschaftsübelkeit tun kann.

Kamille und Pfefferminze können helfen, wenn die Übelkeit in Verbindung mit einem verdorbenen Magen steht.

Wann zum Arzt: Bei unerklärlicher oder häufiger Übelkeit

Schulmedizin: Medikamente

Heilpflanzen: Ingwer, Fenchel, Kamille, Pfefferminze, Ringelblume, Wacholder, Zimt

Schüsslersalze: Nr. 3, 5, 8, 10

Homöopathie: Ammi visnaga, Borax, Camphora, Carbo vegetabilis, Cocculus, Ignatia, Ipecacuanha, Lycopodium, Nux vomica, Phosphorus, Pulsatilla, Tabacum

Hausmittel: Akupressur: unter dem Handgelenk massieren, Schwedenkräuter

Übergewicht

Für viele Menschen ist Übergewicht heutzutage ein schwerwiegendes Problem. Das reichliche Nahrungsmittelangebot und bequeme Transportmittel sorgen dafür, dass viele Menschen mehr essen als sie verbrauchen. Das führt zu vermehrten Fettpolstern und letztlich zu Übergewicht.

Hinzu kommt oft ein verlangsamter Stoffwechsel, sei es durch Schilddrüsenunterfunktion, Hormonumstellungen, Medikamente, Lebensalter und häufige Diäten.

Eine dauerhafte Gewichtsabnahme erreicht man nur durch Ernährungsumstellung, viel Bewegung und eine Stoffwechsel-Belebung.

Heilkräuter können dabei helfen, den Stoffwechsel zu beleben und den Appetit in die richtigen Bahnen zu lenken.

Wann zum Arzt: Bei Beschwerden durch starkes Übergewicht

Schulmedizin: Diät, Sport, evtl. Operationen

Heilpflanzen: Birke, Brennnessel, Holunder, Salbei, Spitzwegerich, Traubensilberkerze, Zimt

Schüsslersalze: Nr. 4, 6, 7, 9, 10, 12

Homöopathie: Capsicum, Calcium carbonicum, Graphites, Pulsatilla

Hausmittel: Schwedenkräuter, Apfelessig-Kur vor dem Frühstück

Verhalten: Wasser trinken vor den Mahlzeiten, kalorienarm ernähren, viel Sport

Verdauungsstörungen

Der Begriff "Verdauungsstörungen" steht für verschiedene Probleme mit dem Verdauungssystem.

Viele Menschen haben Beschwerden bei der Verdauung, ohne dass eine spezielle Krankheit entdeckt werden kann. Die Verdauung funktioniert einfach nicht optimal.

Es kommt beispielsweise zu Völlegefühl, Drücken, Blähungen, leichten Schmerzen und eventuell Verstopfung.

Viele Heilpflanzen können gegen Verdauungsbeschwerden helfen. Vor allem bitter schmeckende Heilpflanzen regen die Verdauungsorgane zum Arbeiten an.

Wann zum Arzt: Bei starken Verdauungsbeschwerden

Schulmedizin: Je nach Ursache

Heilpflanzen: Aloe vera, Angelika, Anis, Enzian, Fenchel, Johanniskraut, Kamille, Löwenzahn, Meerrettich, Pfefferminze, Ringelblume, Salbei, Schafgarbe, Thymian, Wacholder, Wegwarte, Zimt

Schüsslersalze: Nr. 5, 8, 9, 10, 11

Homöopathie: Arsenicum album, Bryonia, Carbo vegetabilis, Chamomilla , Ignatia, Lachesis, Lycopodium, Magnesium phosphoricum, Nux vomica, Pulsatilla, Sulfur

Hausmittel: Heilerde innerlich, Wärmflasche, Schwedenkräuter

Verletzungen

Durch Unfälle aller Art kann es zu Verletzungen kommen. Unter Verletzungen versteht man sowohl offene Wunden als auch Prellungen, Quetschungen, Muskelzerrungen, Bänderrisse und andere Probleme des Bewegungsapparates, der Haut oder innerer Organe.

Die Behandlung richtet sich nach der Schwere und Art der Verletzung.

Eine schwere Verletzung sollte natürlich vom Arzt oder im Krankenhaus behandelt werden.

Aber eine normale Beule oder ein leicht verknackster Fuß kann auch zu Hause mit den Mitteln der Hausapotheke erfolgreich behandelt werden.

Bei den meisten nicht blutigen Verletzungen hilft Eis-Kühlung, um eine Schwellung und die Schmerzen zu verringern.

Bei blutigen Verletzungen ist es wichtig, dass die Wunde gesäubert und die Blutung möglichst bald gestillt wird. Eine einfache Blutung kann durch Druck auf die Wunde gestoppt werden. Es gibt auch blutstillende Sprays im Handel. Eine blutende Wunde sollte mit einem Pflaster oder einem kleinen Verband geschützt werden.

Wann zum Arzt: Bei starkem Blutverlust, Schmerzen, Bewegungsproblemen.

Schulmedizin: Je nach Ursache, Wunden nähen, Knochenbrüche richten und schienen, Schmerzen stillen.

Heilpflanzen: Arnika, Johanniskraut, Aloe vera, Kamille, Lavendel, Melisse, Ringelblume, Rosmarin, Spitzwegerich, Thymian,

Schüsslersalze: Nr. 1, 2, 3, 4, 7

Homöopathie: Apis mellifica, Arnica, Belladonna, Bellis perennis, Bryonia, Lachesis, Ledum

Hausmittel: Alaun, Propolis, Schwedenkräuter, Kälteanwendungen, Heilerde-Umschlag

Verhalten: Verletzte Körperstellen schonen.

Verspannungen

Büroarbeit, langes Sitzen oder Fehlbelastungen führen häufig zu Verspannungen. Besonders häufig treten Verspannungen im Schulter-Nackenbereich auf (siehe Nackenverspannung). Auch der Rücken und andere Körperteile können von Verspannungen betroffen sein.

Infolge von Verspannungen kann es zu Kopfschmerzen oder Rückenschmerzen kommen.

Wärme und Massagen helfen gut gegen Verspannungen.

Gute Erfolge gegen chronische Verspannungen bietet auch Muskeltraining, denn starke Muskeln sind den Herausforderungen des Lebens besser gewachsen und müssen sich daher nicht mehr verspannen.

Wann zum Arzt: Bei starken Beschwerden

Schulmedizin: Schmerzmittel, Salben

Heilpflanzen: Johanniskraut, Baldrian, Lavendel, Wacholder

Schüsslersalze: Nr. 1, 2, 7, 11

Homöopathie: Ammi visnaga, Belladonna, Chamomilla, Camphora, Cocculus, Hamamelis, Magnesium phosphoricum, Nux vomica

Hausmittel: Wärmflasche, Wärmeanwendungen, Schwedenkräuter, Heilerde-Umschlag

Verhalten: Gymnastik, Muskeltraining, Massage

Verstopfung - Obstipation

Verstopfung ist ein Gesundheitsproblem unter dem viele Menschen leiden. Bei Verstopfung ist der Stuhl hart und kann nur unter Mühen ausgeschieden werden.

Bewegungsmangel, eine geringe Trinkmenge und eine ballaststoffarme Ernährung begünstigen die Entstehung einer Verstopfung.

Die Verstopfung sollte so sanft wie möglich behandelt werden, denn starke Abführmittel machen schnell abhängig.

Zur sanften Behandlung der Verstopfung bieten sich zahlreiche Heilpflanzen an. Auch mit Leinsamen oder Flohsamen kann man die Verdauung verbessern.

Wann zum Arzt: Bei starker Verstopfung

Schulmedizin: Abführmittel

Heilpflanzen: Aloe vera, Brennnessel, Kamille, Linde, Löwenzahn, Meerrettich, Mistel, Ringelblume, Rosmarin, Spitzwegerich, Wegwarte

Schüsslersalze: Nr. 5, 8, 9, 10, 11

Homöopathie: Bryonia, Carbo vegetabilis, Ignatia, Lycopodium, Nux vomica

Hausmittel: Flohsamen, Leinsamen, Schwedenkräuter

Verhalten: viel trinken, ballaststoffreich essen.

Warzen

Bei Warzen handelt es sich um Gewächse der Haut, die oft aufgrund einer Virusinfektion entstehen. Wenn die Haut geschwächt oder vorgeschädigt ist, können sich die Warzen-Viren leichter einnisten und Warzen wachsen lassen. Daher ist es wichtig, die Haut in einem gesunden Zustand zu halten, damit Warzen keine Chance haben.

In der zweiten Lebenshälfte wachsen bei einigen Menschen vermehrt Warzen unabhängig von Viren und Hautschädigung. Die Neigung zu diesen Alterswarzen ist zumindest teilweise genetisch bedingt.

Es gibt mehrere Heilpflanzen, z.B. Thuja oder Schöllkraut, mit deren Tinktur man Warzen regelmäßig (mehrmals täglich) betupfen kann. Dadurch werden die Viren abgetötet und die Warzen sanft verätzt. Nach einer Weile fallen die Warzen ab.

Wann zum Arzt: Wenn Warzen stören

Schulmedizin: Vereisen, Lasern, chirurgische Entfernung

Heilpflanzen: Thuja, Schöllkraut, Ringelblume

Schüsslersalze: Nr. 1, 4

Homöopathie: Bellis perennis, Causticum, Thuja

Hausmittel: Knoblauch, Propolis, Besprechen, Schwedenkräuter

Wechseljahrsbeschwerden

Frauen kommen meist im Alter zwischen 40 und 60 in die Wechseljahre. In dieser Zeit, die durchschnittlich sieben Jahre dauert, lässt die Funktion der Eierstöcke nach und die Produktion der Geschlechtshormone wird weniger. Im Verlauf der Wechseljahre hören die Menstruationsblutungen auf und die Frau kann nicht mehr schwanger werden.

Einige Frauen leiden in den Wechseljahren unter verschiedenen Beschwerden, z.B. unter Hitzewallungen, Kopfschmerzen, Übergewicht. Zur Linderung dieser Beschwerden gibt es zahlreiche Behandlungsmöglichkeiten von sanft naturheilkundlich bis hin zur schulmedizinischen Hormon-Ersatz-Therapie.

Besonders gute Erfolge bei der Linderung von Wechseljahrsbeschwerden hat regelmäßige Bewegung.

Siehe: www.gesundheitsratgeber-wechseljahre.de

Wann zum Arzt: bei starken Beschwerden

Schulmedizin: Hormon-Ersatz-Therapie

Heilpflanzen: Mönchspfeffer, Traubensilberkerze, Angelika, Baldrian, Fenchel, Frauenmantel, Johanniskraut, Melisse, Pfefferminze, Ringelblume, Salbei, Schafgarbe, Thymian, Weißdorn

Schüsslersalze: Nr. 1, 3, 5, 7, 8, 10, 11, 12

Homöopathie: Coffea, Lachesis, Pulsatilla, Sepia, Sulfur

Hausmittel: Kaltwasser-Anwendungen,

Verhalten: Sport, Yoga

Wunden

Eine offene Verletzung der Haut ist eine Wunde. Wunden können durch Unfälle oder auch Störungen von innen entstehen (z.B. offenes Bein). Die Behandlung hängt stark von der Schwere und Art der Wunde ab.

Eine einfache, offene Wunde durch eine kleine Verletzung heilt meist problemlos ab. Man kann sie durch ein Pflaster oder einen kleinen Verband schützen.

Problematisch sind hingegen schlecht heilende Wunden oder entzündete Wunden. Wenn eine Wunde nicht heilen will, hängt dies häufig mit einer schlechten Durchblutung zusammen, beispielsweise durch Diabetes, Arteriosklerose, Wundliegen oder Krampfadern. Dann ist es wichtig, die Durchblutung zu verbessern.

Bei entzündeten Wunden sind nach der Verletzung meistens Bakterien oder andere Krankheitserreger in die Wunde eingedrungen. Dann ist es wichtig, die Krankheitserreger zu bekämpfen.

Bei schlecht heilenden oder infizierten Wunden sollte man sich nicht scheuen, den Arzt zu Rate zu ziehen. Denn sonst besteht die Gefahr, dass aus der Wunde ein Dauerproblem wird.

Wann zum Arzt: Wenn Wunden groß sind, stark bluten, nicht heilen oder entzündet sind.

Schulmedizin: Antibiotika, Salben, Wundversorgung

Heilpflanzen: Ringelblume, Kamille, Aloe vera, Goldrute, Lavendel, Melisse, Schafgarbe, Sonnenhut, Spitzwegerich, Thymian

Ätherische Öle: Teebaum, Geranie, Kamille, Lavendel, Rose, Thymian

Schüsslersalze: Nr. 3, 9, 11, 12

Homöopathie: Apis mellifica, Arnica, Belladonna, Bellis perennis, Calendula, Lachesis, Ledum

Hausmittel: Propolis, Honig, Heilerde, Schwedenkräuter

Weitere Bücher von Eva Marbach

Eva Marbach hat weitere Bücher über Gesundheit geschrieben.

Ein Teil dieser Bücher liegt bereits zusätzlich als E-Book vor, für die anderen Bücher sind E-Books geplant.

Heilkräuter Hausapotheke

Die wichtigsten Heilpflanzen für die Anwendung zu Hause

In diesem Buch werden zwölf bekannte und wichtige Heilpflanzen ausführlich vorgestellt. Zahlreiche weitere wertvolle Heilpflanzen werden kurz beschrieben. In bebilderten Rezepten lernen Sie, wie Teemischungen zusammengestellt, Tinkturen und Salben zubereitet werden. So können Sie sich Ihre Hausapotheke selbst herstellen. Für viele Krankheiten finden Sie Anleitungen zur gezielten Anwendung der Kräutermedizin.

ISBN-13: 978-3-938764-20-6 - 204 Seiten - 19,80 Euro

Schüssler-Salze Hausapotheke

Alle 27 Salze erklärt und über 1200 Heilanwendungen

In diesem Buch werden die zwölf Funktionsmittel, die fünfzehn Ergänzungsmittel und die sieben Ergänzungsmittel nach Joachim Broy ausführlich vorgestellt. Sie erfahren, wie die Schüßler-Salze wirken und wie Sie sie anwenden können. Behandlungshinweise für über 1200 körperliche und seelische Anwendungsgebiete machen das Buch zu einem wertvollen Nachschlagewerk.

ISBN-13: 978-3-938764-11-4 - 204 Seiten - 19,80 Euro

E-Book: 7,80 Euro

Heilen mit Schwedenkräutern

Das bewährte Hausmittel gegen zahlreiche Gesundheitsbeschwerden.

In diesem Buch erfahren Sie, wie man Schwedenkräuter zubereitet und anwendet. Zum besseren Verständnis gibt es dazu Foto-Anleitungen. Für viele Krankheiten finden Sie genaue Anleitungen zur gezielten Anwendung der Schwedenkräuter.

ISBN-13: 978-3-938764-08-4 - 144 Seiten - 14,80 Euro

Heilen mit Propolis

Die Hausapotheke aus dem Bienenvolk.

In diesem Buch erfahren Sie wie man Propolis zubereitet und anwendet. Zum besseren Verständnis gibt es dazu Foto-Anleitungen. Für viele Krankheiten finden Sie Anleitungen zur gezielten Anwendung von Propolis. Auch andere Heilmittel aus dem Bienenstock, wie Honig, Bienenpollen und Gelee Royal, werden vorgestellt.

ISBN-13: 978-3-938764-12-1 - 96 Seiten - 9,80 Euro

Heilen mit kolloidalem Silber

Das Edelmetall Silber als natürliches Antibiotikum

In diesem Buch werden die medizinischen Wirkungen von Silber beschrieben. Sie erfahren, wie man kolloidales Silber selber herstellt und wie man es anwendet. Zum besseren Verständnis gibt es dazu Fotoanleitungen. Für die Hautbehandlung mit kolloidalem Silber gibt es mehrere Cremerezepte zum Selbermachen. Für zahlreiche Anwendungsgebiete wird beschrieben, wie kolloidales Silber helfen kann.

ISBN-13: 978-3-938764-19-0 - 144 Seiten - 14,80 Euro

Gesundheitsratgeber-Reihe

- **Gesundheitsratgeber Blasenentzündung** - Blasenentzündungen mit Naturheilkunde und Schulmedizin erfolgreich behandeln
- **Gesundheitsratgeber Gallensteine** - Gallenerkrankungen mit Naturheilkunde und Schulmedizin erfolgreich behandeln
- **Gesundheitsratgeber Gicht** - Gicht mit Naturheilkunde und Schulmedizin erfolgreich behandeln
- **Gesundheitsratgeber Wechseljahre** - Wechseljahrsbeschwerden mit Naturheilkunde und Schulmedizin erfolgreich behandeln

Schüsslersalze-Reihe

- **Erfolgreich abnehmen mit Schüssler-Salzen** - Stoffwechsel aktivieren und Abnehmhindernisse auflösen - mit E-Book
- **Schüssler-Salben und Cremes** - Heilanwendungen, Beauty-Tipps und Rezepte zum Selbermachen
- **Schüssler-Salze für Senioren** - Bei guter Gesundheit älter werden
- **Schüssler-Salze Taschenapotheke** - Das Schüsslersalze-Handbuch für die Westentasche - mit E-Book

- **Schüssler-Salze für die Wechseljahre** - Mit sanfter Hilfe durch das Klimakterium

Erfolgreich-abnehmen-Reihe

- **Erfolgreich abnehmen durch Hintergrundwissen** - Zusammenhänge verstehen und Hindernisse gezielt ausräumen
- **Erfolgreich abnehmen beginnt im Kopf** - Zusammenhänge verstehen und Hindernisse gezielt ausräumen - mit E-Book
- **Erfolgreich abnehmen in den Wechseljahren** - Leichter durch pfundige Zeiten
- **Erfolgreich abnehmen mit Schüssler-Salzen** - Stoffwechsel aktivieren und Abnehmhindernisse auflösen - mit E-Book
- **Der dicke Bauch** - und wie man ihn wieder los wird

Frauengesundheit und Wechseljahre

- **Östrogen-Dominanz** - Die wahre Ursache für PMS und Wechseljahrsbeschwerden - mit E-Book
- **Gesundheitsratgeber Wechseljahre** - Wechseljahrsbeschwerden mit Naturheilkunde und Schulmedizin erfolgreich behandeln
- **Erfolgreich abnehmen in den Wechseljahren** - Leichter durch pfundige Zeiten
- **Schüssler-Salze für die Wechseljahre** - Mit sanfter Hilfe durch das Klimakterium

Kinder

- **Kurzratgeber Baby** - Tipps und Tricks rund um die Baby-Gesundheit

Geplant

- **Abenteuer Wechseljahre** - Ein Wegweiser durch die hitzigen Jahre
- **Erfolgreich abnehmen bei Hormon-Problemen** - Hormone ins Gleichgewicht bringen und schlank werden

Gesundheit im Internet

Im Internet finden Sie auf zahlreichen Webseiten Informationen über Gesundheitsthemen.

Speziell zu dem vorliegenden Buch gibt es eine extra Webseite, auf der Sie alle Seiten lesen und durchsuchen können:

Webseite zum Buch:

www.gesundheitsratgeber-und-hausapotheke.de

Webseiten über Gesundheit

Hier finden Sie die Internetadressen von unseren weiteren Gesundheits-Projekten:

www.gesund.org
Gesundheits-Portal, alternative Heilmethoden und vieles mehr.

www.heilkraeuter.de
Heilkräuter-Lexikon, Kräuterwanderungen und vieles mehr.

www.schuessler-salze-liste.de
Schüssler-Salz-Seite mit Infos und Antlitzdiagnose.

www.homoeopathie-liste.de
Über 250 Arzneimittelbilder, Konstitutionstherapie, Potenzen.

www.lexikon-der-aromatherapie.de
Ätherische Öle, Wirkungsweise, Anwendungen.

www.heilen-mit-schwedenkraeutern.de
Das bewährte Hausmittel gegen zahlreiche Gesundheitsbeschwerden.

www.heilen-mit-propolis.de
Die Hausapotheke aus dem Bienenvolk.

www.heilen-mit-wasser.de
Wasser als Heilmittel gegen zahlreiche Beschwerden.

www.naturkosmetik-selbstgemacht.de
Rezepturen, Foto-Anleitungen, Zutaten, Kräuteröle.

www.akupressurpunkte-liste.de
Gesundheits-Beschwerden mit den Händen behandeln.

www.euvival.de
Webseiten-Verzeichnis der Autorin Eva Marbach.

Stichwortverzeichnis